Larsen · Miescher

Bewegliche Hüften

Spiraldynamik®: intelligent movement

Fehlbelastung und Veranlagung sind Schlüsselfaktoren bei der Entstehung von Problemen des Bewegungssystems. Häufigste Ursachen sind nicht nur erblich bedingt, sondern in chronischer Fehlbelastung zu suchen. Diese führt zu vorzeitiger Abnutzung und Schmerzen. Sie schränken die Lebensqualität vor allem in der zweiten Lebenshälfte oft massiv ein. Kommen Sie solchen Fehlbelastungen frühzeitig auf die Spur: Spiraldynamik® ist gelebte Prävention von Kopf bis Fuß.

Das erste Spiraldynamik Med Center befindet sich an der Privatklinik Bethanien in Zürich. Die Website www.spiraldynamik.com informiert Sie über weitere Standorte, Therapieangebote und Tageskurse.

Adresse und Kontakt:
Spiraldynamik Med Center
Privatklinik Bethanien
Restelbergstraße 27
CH-8044 Zürich

Telefon +41(0)8 78 88 68 88
Telefax +41(0)8 78 88 68 89
E-Mail: zuerich@spiraldynamik.com

Dr. med. Christian Larsen, 1956 in Basel geboren, ist Arzt und Begründer der Spiraldynamik®. Beobachtungen an Neugeborenen, Spitzensportlern und sich selbst brachten den Arzt auf die Genialität angeborener Bewegungsintelligenz, aus welcher er mit einem Forscherteam die anatomische Gebrauchsanweisung für den eigenen Körper entwickelte. Dieses Wissen will er weitergeben, als Arzt, Forscher, Sportler und Mensch. Er arbeitet im Spiraldynamik® Med Center in Zürich, ist verheiratet mit der Künstlerin Claudia Larsen und lebt in der Nähe von Zürich.

Bea Miescher, 1960 in Grenchen geboren, ist Pädagogin und fand mit Spiraldynamik® den perfekten Zugang für die Körperarbeit mit Kindern. Die kindliche Faszination und spielerische Neugier für den eigenen Körper übersetzt Bea Miescher in anschauliche Sprache und lebendige Anatomie. Sie lebt mit ihrer Familie im Aargau.

Dr. med. Christian Larsen
Bea Miescher

Bewegliche Hüften

- Beschwerden einfach wegtrainieren
- Die besten Übungen aus der Spiraldynamik®

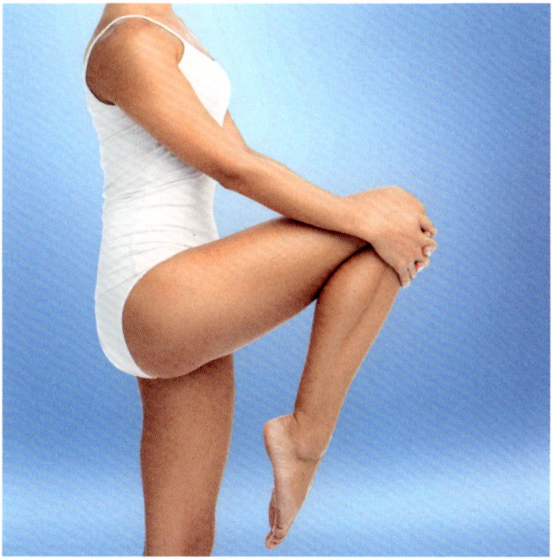

TRIAS

Bewegliche Hüften

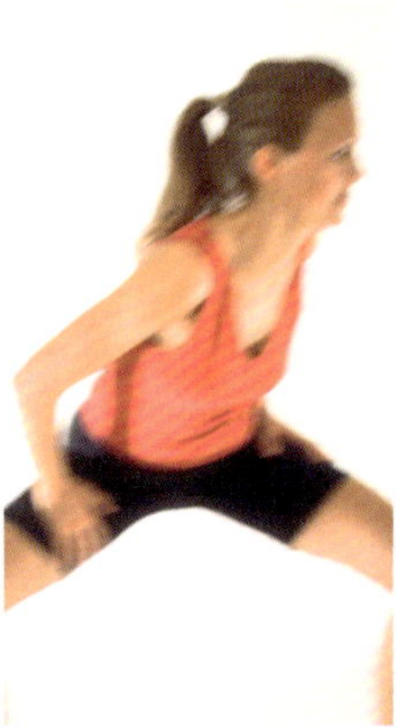

Vorwort

- Bewegliche Hüftgelenke 7

Anwendung 8

Hüftbeugung 11

Anatomie

- Kugelgelenk 13
- Gelenkbänder 13
- Beugemuskeln 15
- Außenroller 15

Diagnose

- Beugung 17
- Beweglichkeit 19

Probleme

- Hüftarthrose 21
- Pfanne – Hüftkopf 23
- Schenkelhals

Übungen

- 3D-Hüftbeugung 25
- Rotatorentraining 29
- Hüftachter 33

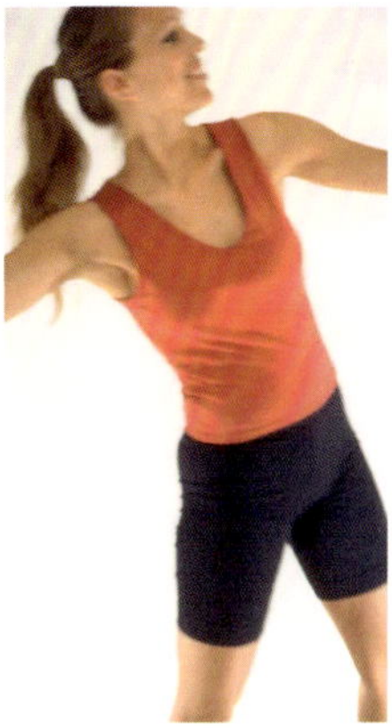

Hüftstreckung 37

Anatomie
- Streckdefizit 39
- Bandschraube 39
- Gesäßmuskel 41
- Beckenwaage 41

Diagnose
- Streckung 43
- Rotation 45

Probleme
- Unbeweglichkeit 47
- Operation ja – nein 49

Übungen
- Iliopsoas-Dehnung 51
- Einbeinstand 55
- Hüftschraube 59

Service
- Bücher über Spiraldynamik 63
- Impressum 64

Vorwort

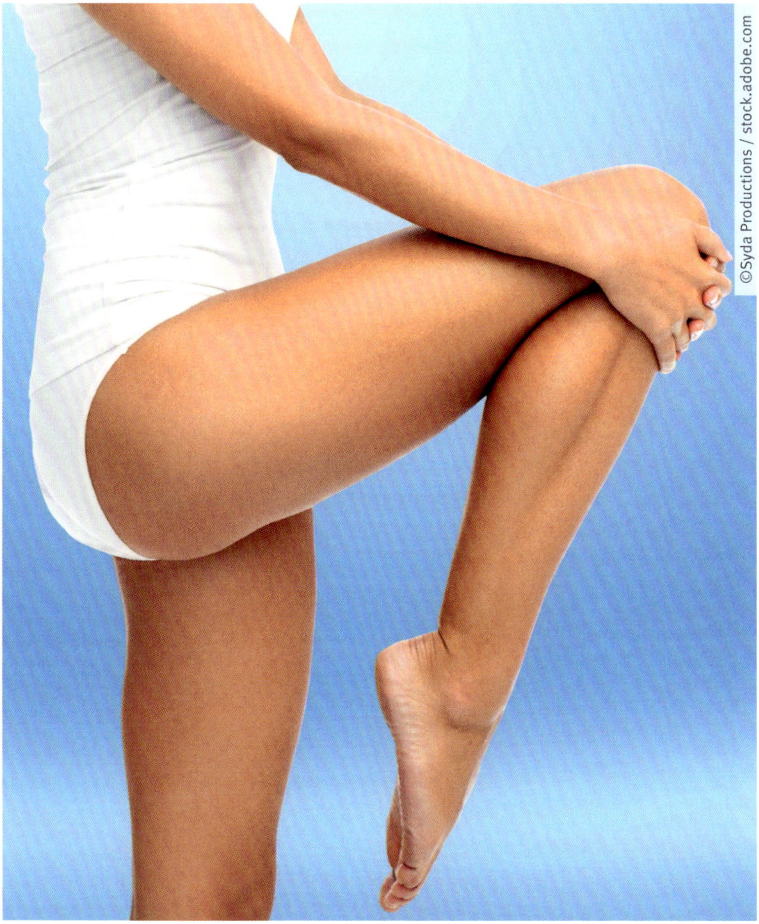

Bewegungsfreiheit
Das Hüftgelenk lebt von Bewegungsqualität! Oft wird diese unnötig eingeschränkt. Entdecken Sie die dreidimensionale Hüftbeweglichkeit. So fördern Sie Ihre Gesundheit dauerhaft.

Bewegliche Hüften – Naturgelenke leben länger

Das Hüftgelenk ist evolutionsgeschichtlicher Dreh- und Angelpunkt der Aufrichtung des Menschen. Vor vier Jahrmillionen entwickelte sich der Urmensch vom Vierbeiner zum Zweibeiner – eine gewaltige Veränderung für die Hüftgelenke: Der Oberkörper drehte von der Waagerechten in die Senkrechte. Heute garantieren die massiven Beckenknochen eine stabile Aufrichtung und Zentrierung der Körpermitte, zwei Kugelgelenke sorgen für volle Bewegungsfreiheit der Beine, raffiniert geschlungene Bänder und Muskeln sichern und bewegen das System. Mit dem richtigen Dreh im Hüftgelenk werden Höchstleistungen ermöglicht.

Welch brillante Bio-Hightech in der Leiste am Übergang zwischen Bein und Rumpf steckt, wie Beweglichkeit, Stabilität und Leistungsfähigkeit erhalten und gefördert werden können, erfahren Sie auf den folgenden Seiten. Nutzen Sie beides. Es liegt in der Natur dieser komplexen Sache, dass Sie nicht alles auf einmal verstehen und wahrnehmen: Wir sprechen von Knochen, Bändern und Muskeln, die Sie nicht direkt sehen und nur begrenzt erfühlen können. Mit der Zeit werden Sie Ihre Wahrnehmung schärfen, Ihre Hüftgelenke bewusster wahrnehmen und bewegen. Genau dies ist das Ziel: Die Wiederentdeckung der eigenen Körperintelligenz für optimale und schmerzfreie Bewegungsabläufe. Tauchen Sie ein in die Tiefen der menschlichen Anatomie: Eine ganz persönliche Erlebnisreise ist Ihnen garantiert!

Wie Sie das Buch wirkungsvoll einsetzen

Bevor Sie sich an die Übungen wagen: Lesen Sie den Anatomie-Teil, bis Sie das Wesentliche gut verstanden haben. Stellen Sie sich, bevor Sie mit den Übungen starten, die Bewegungen innerlich vor – wie ein Skirennfahrer vor dem Start. Bewegungsführung findet im Kopf statt! Danach beginnen Sie mit den Übungen. Beginnen Sie der Reihe nach und bauen Sie sich das Programm in Ihrem Tempo auf. Später können Sie die für Sie wirkungsvollsten Übungen gezielt trainieren.

Für wen sind die Übungen gut?

Grundsätzlich für alle, mit Ausnahme von frisch Operierten, Verletzten oder wenn Sie akute Schmerzen haben. Holen Sie im Zweifelsfall ärztlichen Rat. Bei chronischen Schmerzen ist Üben dann gut, wenn die Schmerzen während oder nach den Übungen nicht zunehmen.

Vorsicht bei Rückenproblemen,

akuten Hüftschmerzen, Entzündungen, Bandscheiben-Problemen mit Hüft- oder Beinschmerz-Ausstrahlung. Auch für Kinder mit Hüftschmerzen ist Vorsicht geboten.

Schmerzen

Auch hier gilt: Im Zweifelsfall den Arzt fragen: Bei richtig ausgeführten Dehnübungen macht sich leichter Zugschmerz in der Dehnposition bemerkbar: Bei gutem Gesundheitszustand darf mit dieser Grenze gespielt werden, solange das Ziehen nicht ruckartig zunimmt, sondern langsam gesteigert wird. Muskelkater am nächsten Tag ist in Ordnung.
Aber Vorsicht vor zu viel Ehrgeiz. Medaillen gibt es keine zu gewinnen – nur Gesundheit!

Hohlkreuz

Oft hilft die Vorstellung, den Bauchnabel wenige Zentimeter nach oben, also nasewärts zu ziehen, oder das Steissbein an einem unsichtbaren Faden nach unten zu ziehen, fersenwärts. Fühlen Sie weniger Druck im Kreuz, haben Sie das Hohlkreuz erfolgreich vermindert! Der Oberkörper bleibt dabei aufgerichtet. Üben Sie diese Wahrnehmung, wann immer Sie irgendwo warten müssen. Es funktioniert im Gehen, Sitzen und Liegen!

Richtig und falsch

Oft ist der Unterschied vorerst nur schwer zu erkennen. Vergleichen Sie die Bilder mit richtig und falsch achtsam. Geben Sie sich Zeit und erproben Sie die feinen Unterschiede im eigenen Körper. Die verfeinerte Wahrnehmung ist Ihr Trainingserfolg.

Dosierung

Üben Sie grundsätzlich nach Angaben in diesem Buch während rund sechs Wochen. Danach sollten Sie merkliche Qualitätsverbesserungen in Ihrer Bewegung und Linderung von Beschwerden feststellen können. Trainieren Sie lieber wenig und präzise als verbissen nach Plan.

Was ist dreidimensionale Bewegung?

Oft ist von 3D-Bewegung die Rede: Intelligente Bewegung findet immer in allen drei Dimensionen statt . Zweidimensionale Klappbewegungen sind eingeschränkt. Lesen Sie mehr darüber im Kapitel „Anatomie".

Hilfsmittel

Spiegel: Kontrollieren Sie die Übungen in einem großen Spiegel. Ideal ist ein Spiegelschrank, in dem Sie auch Bodenübungen beobachten können.

Hocker: Sitzgelegenheit ohne Rückenlehne. Idealerweise sind Oberkörper und Oberschenkel in einem rechten Winkel, ebenso Ober- und Unterschenkel. Sitzen Sie immer stabil und sicher und auf der vorderen Hälfte der Sitzfläche, so tut es auch ein gewöhnlicher Stuhl.

Theraband: Elastische Kunststoffbänder, zu kaufen in Sportgeschäften und größeren Warenhäusern. Die verschiedenen Farben stehen für verschiedene Stärken. Praktisch und preiswert: am besten das Original-Theraband®. Lassen Sie sich beraten.

Plurimeter: Der Winkelmesser ist praktisch und präzise. Ein normaler Winkelmesser aus der Papeterie mit zwei beweglichen Schenkeln leistet fast ebenso gute Dienste. Sie können den Winkel auch abschätzen. Auf der Innenseite des Umschlags finden Sie Zentimeter- und Winkelmaß als Schätzhilfe.

Ball: Weicher, nicht zu stark aufgepumpter Gymnastikball von rund 30 Zentimetern Durchmesser. Wenig aufgeblasen, passt er sich Ihrem Körper an und fördert das 3D-Bewusstsein in der Bewegung. Die Bälle sind in Sport- und Gymnastikabteilungen in größeren Warenhäusern erhältlich.

Matte: Ideal und am bequemsten sind Gymnastikmatten. Ein Teppich oder ein Frottiertuch leistet ebenfalls gute Dienste. Achtung: Die Unterlage muss absolut rutschfest sein!

Spiraldynamik

Leisten Sie sich die Überprüfung Ihrer Übungsgewohnheit bei einer Spiraldynamik®-Fachperson: Sie kann Ihnen wertvolle Tipps für mehr Bewegungsqualität und mehr Wohlbefinden geben. Rund tausend Adressen im deutschsprachigen Raum finden Sie unter www.spiraldynamik.com

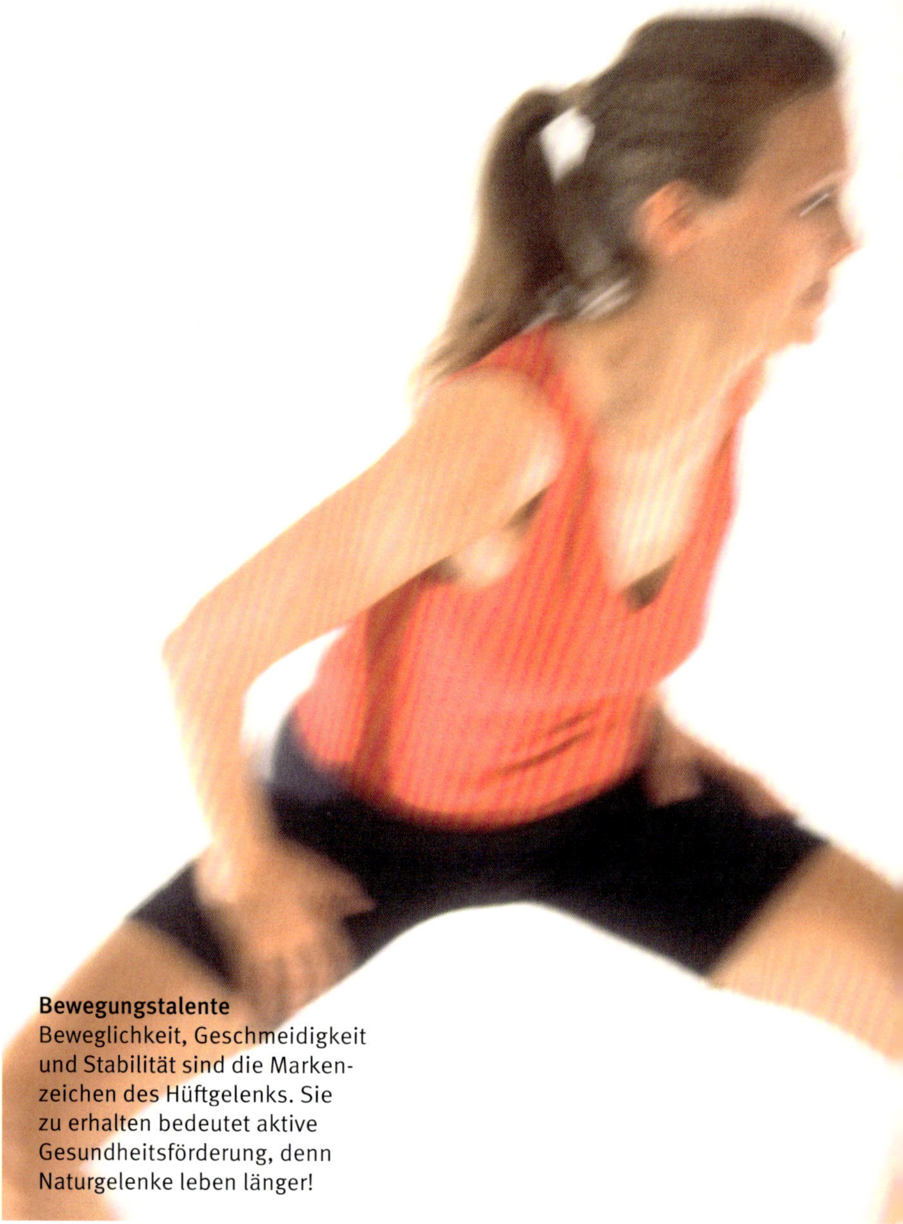

Bewegungstalente
Beweglichkeit, Geschmeidigkeit und Stabilität sind die Markenzeichen des Hüftgelenks. Sie zu erhalten bedeutet aktive Gesundheitsförderung, denn Naturgelenke leben länger!

Hüftbeugung

Das Hüftgelenk ist als Kugelgelenk dreidimensional beweglich. Bei vielen Menschen ist diese Bewegungsvielfalt eingeschränkt, weil das Gelenk nicht optimal bewegt und genutzt wird: Es wird als Scharniergelenk wahrgenommen, die Gehbewegung wird zur Klappbewegung. In seinen Möglichkeiten unterschätzt und unterfordert, verliert das Hüftgelenk immer mehr an Beweglichkeit, Geschmeidigkeit und Stabilität. Hinzu kommen chronische Fehlbelastungen, die sich fatal auswirken können: Das ursprünglich perfekte Gleichgewicht zwischen Kugelkopf und Pfanne kommt ins Wanken. Muskelverspannungen, Schmerz und frühzeitige Abnutzung sind die Folgen. Fehlbelastung gehört – zusammen mit genetischen Faktoren, Entzündungen und Unfällen – zu den wichtigsten Ursachen der Hüftarthrose.

Entdecken Sie die Bewegungsvielfalt der Hüftgelenke wieder, lernen Sie deren clevere Bauweise gezielt und effizient einsetzen. Eine Investition, die sich lohnt! Gesunde Hüften finden zur angeborenen Bewegungsintelligenz zurück. Bei Hüftproblemen lassen sich die Bewegungs- und Belastungsmuster optimieren. Knorpel werden entlastet, beginnende Arthrose kann verlangsamt werden. So können Sie die Lebenserwartung der Hüftgelenke verlängern.

Anatomie

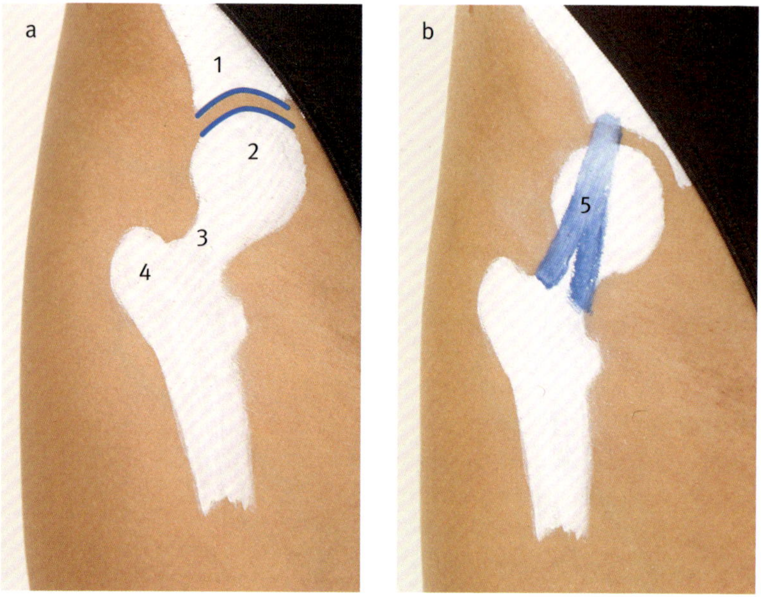

Hüftgelenk und Y-Band
a) Die Gelenkpfanne (1) gehört zum Beckenknochen, die Gelenkkugel (2) zum Oberschenkelknochen. Die Pfanne muss die Kugel gut überdachen. Deutlich zu erkennen sind der schmale Schenkelhals (3) und der große Rollhügel (4). b) Das stärkste Band im menschlichen Körper wird wegen seiner Anordnung auch Y-Band (5) genannt.

Kugelgelenk:
Wo es rund läuft

Das Hüftgelenk besteht aus der Gelenkpfanne (1) und dem kugelförmigen Gelenkkopf (2). Die Pfanne befindet sich vorn-seitlich am Becken. Dieser Teil wird als Hüftbein bezeichnet. Die Gelenkkugel wird vom Oberschenkelknochen gebildet, genau genommen durch dessen Kopf, und passt perfekt in die gegenüberliegende Knochenpfanne hinein. Seitlich ist eine massive Verdickung des Knochens sichtbar, der große Rollhügel (4). Zwischen Gelenkkopf und Rollhügel ist der Oberschenkelknochen zu einem „Hals“ tailliert (3). Diese Eindellung ist seitlich besonders gut sichtbar: Der taillierte Oberschenkelhals ist wichtig für die Bewegungsfreiheit des Gelenkkopfs in seiner Pfanne.

Gelenkbänder:
So bleiben Sie gut verbunden

Der Oberschenkelknochen und das Becken sind die beiden massivsten Knochen des menschlichen Körpers. Das Becken besteht aus linkem und rechtem Hüftbein, dazwischen ist das Kreuzbein. Im Fokus stehen hier die seitlichen Teile, die Hüftbeine mit den Gelenkpfannen. Das Y-Band (5) entspringt knapp oberhalb der Gelenkpfanne und zieht über den Gelenkkopf bis zum Oberschenkelhals. Es verbindet Oberschenkel und Becken und stabilisiert das Hüftgelenk. Sie können den Begriff „Band“ ganz wörtlich nehmen: Bänder binden, verbinden. Die Y-Form gibt ihm den Zunamen. Seine Aktion kommt bei voller Streckung des Beines zur Geltung. (siehe Seite 38 und 39). Es verhindert, dass der Körper bei jeder Abstoßbewegung der Beine nach hinten wegkippt. Bei der Hüftbeugung ist das Y-Band entspannt. Ohne diese ausgeklügelte Bandstabilität wäre Gehen nicht möglich.

Anatomie

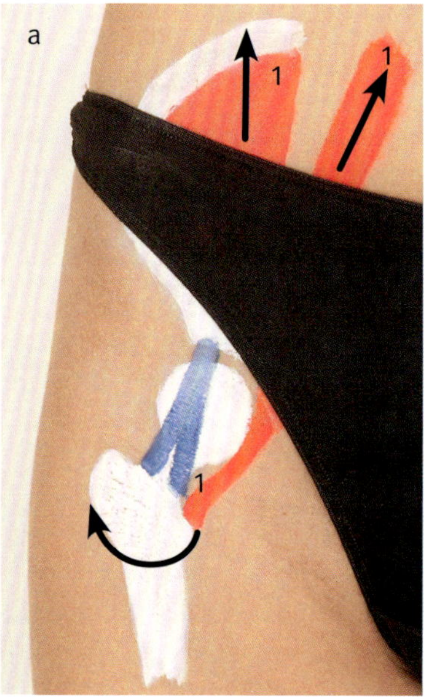

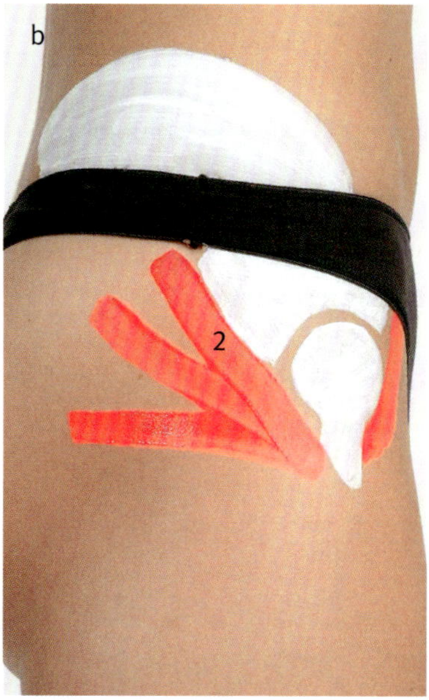

Hüftmuskel

a) Der Iliopsoas-Muskel (1) vorn beugt im Hüftgelenk und dreht den Oberschenkel in die perfekte Position. b) Die fächerförmigen Außendreher (2) hinten garantieren Standfestigkeit dank Außenrotation im Hüftgelenk.

Beugemuskeln:
Ausgeklügelte Zugkraft

Der Iliopsoas-Muskel ist der Hauptakteur der Hüftbeugung. Er setzt weit hinten-oben an zwei Stellen an: an der Beckenschaufel-Innenseite und an der Lendenwirbelsäule. Der Hüftbeugemuskel zieht durch die Leistengegend und setzt kurz unterhalb des Hüftgelenks auf der Innenseite des Oberschenkelknochens an. Richtig eingesetzt beugt er die Hüfte und dreht dabei den Oberschenkel samt Knie in die perfekte Position, leicht nach außen.

Außenroller:
Muskelfächer für Standfestigkeit

Das Hüftgelenk ist das beweglichste Gelenk des menschlichen Körpers. Die volle Hüftbeugung entsteht durch das Prinzip von dreidimensionaler Bewegung und Gegenbewegung. Diese beiden Beuge-Möglichkeiten im Hüftgelenk probieren Sie am besten gleich selbst aus: einerseits durch Anheben des Oberschenkels, wie beim Treppensteigen. Hier bewegt sich der Oberschenkel, die Pfanne bleibt stabil. Genau umgekehrt ist es bei der Rumpfbeuge, wie beim Schuhebinden: Hier kippt das Becken vor, der Oberschenkel bleibt stabil. Damit bei so viel Bewegung auch Stabilität garantiert ist, braucht es ein kräftiges Muskelpaket, das den Oberschenkelkopf fest in der Gelenkpfanne stabilisiert: die Außendreher im Gesäß.

Diagnose

a

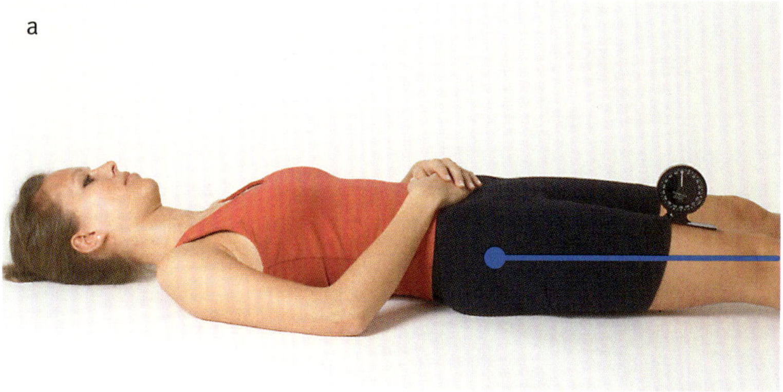

b

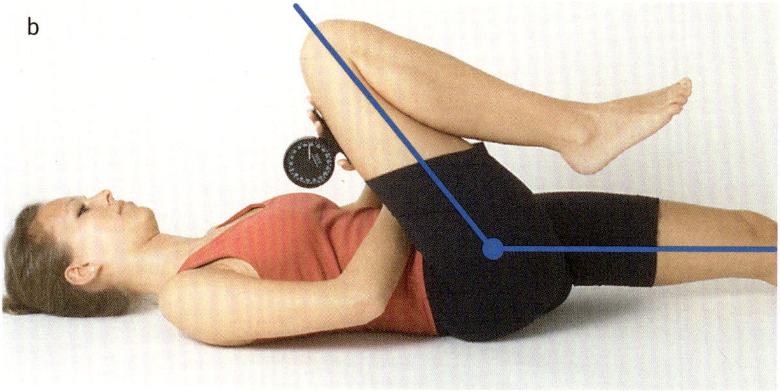

Maximale Beugung
Mit Hilfe eines Winkelmessers, im Bild ein Plurimeter, kann die Beugefähigkeit des Hüftgelenks in Winkelgraden gemessen werden. Ausgangsstellung Null Grad (a) und Messstellung (b) rund 120 Grad,

Beugung:
Start zu mehr Beweglichkeit

Das Kugelgelenk verliert aus verschiedenen Gründen an Beweglichkeit: Bewegungsmangel und Fehlbelastung sind neben Unfallfolgen, Wachstumsstörungen, Entzündungen, Alter und Veranlagung die häufigsten Ursachen der Hüftgelenkabnutzung. Wenn Schuhebinden und Treppensteigen zum Problem werden und Schmerzen verursachen, ist die dreidimensionale Beweglichkeit des Hüftgelenks eingeschränkt. Die Messung der Beugung mit Hilfe eines Winkelmessers (z.B. Plurimeter) gibt in Winkelgraden exakt Aufschluss über die Beugebeweglichkeit des Hüftgelenks. Ein gewöhnlicher Winkelmesser eignet sich ebenso gut. Lassen Sie sich von einer Zweitperson helfen. Allenfalls können Sie den Winkel schätzen, indem Sie die Beugebewegung in einem Spiegel beobachten. Die Winkelskala auf der Innenseite des Buchumschlages hilft Ihnen beim Schätzen.

Start

Rückenlage, beide Beine gestreckt. Der Plurimeter wird mit der runden Gradskala nach oben und der Messplatte nach unten genau parallel zum gestreckten Bein gehalten und auf Null gestellt.

Messung

Jetzt das rechte Bein anziehen, ohne Anstrengung und ohne Hilfe der Hände. Das Becken bleibt stabil, die Wade des gestreckten Beines liegt auf dem Boden auf. Nun können die Winkelgrade abgelesen werden: Ab 110 Grad ist die Beugemöglichkeit ausgesprochen gut, unter 100 Grad gilt sie als eingeschränkt. Für das einfache Treppensteigen benötigt man knapp 100 Grad. Bei 90 Grad wird es kritisch.

Diagnose

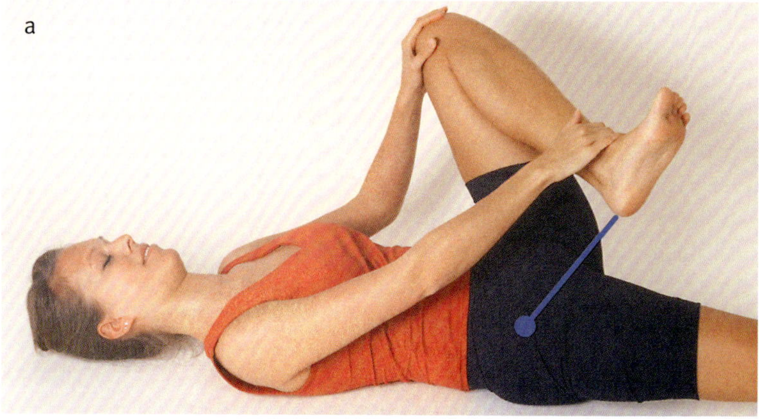

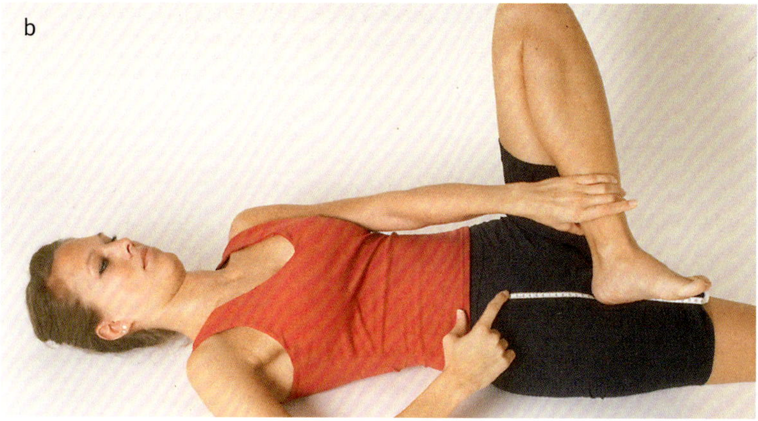

Beweglichkeit

Aufschluss über die Drehbeweglichkeit im gebeugten Hüftgelenk mit Hilfe eines Messbandes.
a) Bein anwinkeln und Fuß zum gegenüberliegenden Beckenknochen in die Messposition b) ziehen. Gemessen wird die Distanz zwischen Ferse und Darmbeinstachel.

Beweglichkeit:
Ehrlichkeit gibt klare Auskunft

Ein Messband genügt, um die Beuge-Außendreh-Beweglichkeit im Hüftgelenk objektiv festzustellen. Beachten Sie dabei die Schmerzgrenze. Falscher Ehrgeiz wirkt einer klaren Diagnose entgegen.

Start

Rückenlage, rechtes Bein gestreckt. Jetzt das linke Bein anwinkeln und die Ferse so weit oben wie möglich auf dem rechten Oberschenkel platzieren. Die Hände dürfen helfen und den Fuß sanft führen, aber nicht hochzerren. Ihre Beine haben nun mehr oder weniger die Form einer 4. Das linke Bein ist im Hüftgelenk gebeugt, abgespreizt und nach außen gedreht.

Messung

Ertasten Sie den Darmbeinstachel: Der markante Knochen ist beidseits eine Hand breit schräg unter dem Bauchnabel am äußeren vorderen Beckenrand zu erfühlen. Gemessen wird die Distanz zwischen diesem Knochen und der Ferse. Kleiner Abstand bedeutet große Beweglichkeit im Hüftgelenk und umgekehrt. Messen Sie beide Seiten, meist sind die Resultate unterschiedlich. Das ist normal. Beträgt die Distanz Zentimeter, so haben Sie das Zeug zum Yogi. Je tiefer die Ferse zum Liegen kommt, desto eingeschränkter ist die Beweglichkeit.

Probleme

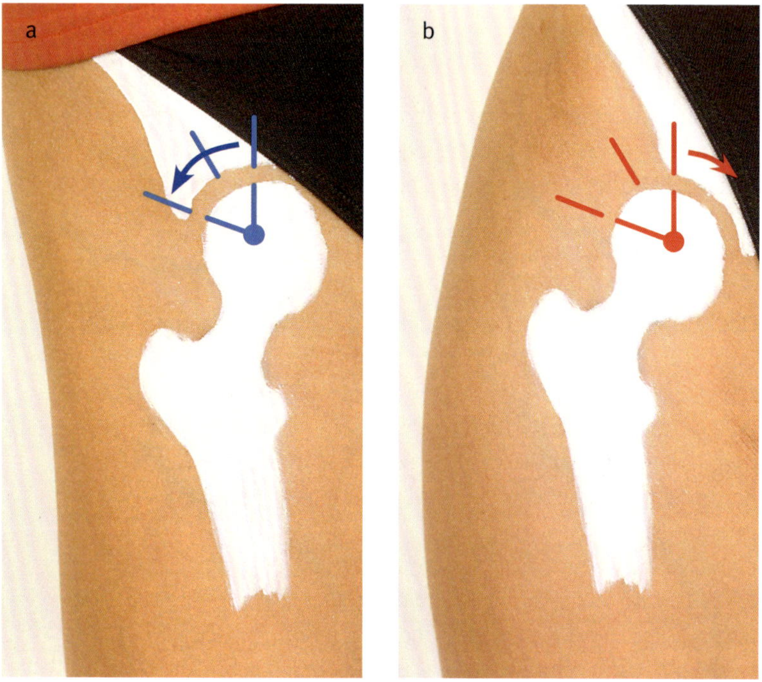

Arthrose-Risiko
Beckenschrägstand zur falschen Seite bringt die ganze Konstruktion ins Wanken: a) Richtig ist ein Absinken, b) falsch ein Hochrutschen des Beckens auf der Standbeinseite. Die Überdachung des Gelenkkopfes geht verloren.

Hüftarthrose: Greifen Sie rechtzeitig ein

Die Unbeweglichkeit ist oft der Vorläufer des Schmerzes und erstes Zeichen einer beginnenden Hüftarthrose. Chronische Unbeweglichkeit führt zwangsläufig zu einseitiger Belastung. Die Knorpelschicht gerät immer am selben Ort unter Druck. Hüftarthrose und im schlimmsten Fall Kunstgelenk heißen die Folgestationen. Die beste Prävention: richtige Belastung am richtigen Ort im richtigen Moment. Das „Gewusst-wie“ ist dabei gleich wichtig wie das „Gewusst-wo-und-wann“. Eine anspruchsvolle Aufgabe und eine spannende dazu.

Damit das Hüftgelenk auch bei extremen Beugebewegungen reibungslos funktioniert, müssen zwei Bedingungen erfüllt sein: Erstens muss die Platzierung des Beckens stimmen. Zweitens müssen Lage und Form von Gelenkpfanne und Gelenkkopf zueinander „normal“ sein. Von dieser Norm gibt es mehrere Abweichungen, die den Kugelgelenkkopf und die Gelenkpfanne des Oberschenkelhalses betreffen (siehe Abb. (a) Seite 22).

Typisch für Hüftprobleme ist ein stellungs- oder bewegungsabhängiger Leistenschmerz. Gerade bei jungen Sportlern und Tänzerinnen sind fehlende Überdachung der Gelenkpfanne, mangelnde Taillierung (Abb 22a) und entrundeter Gelenkkopf recht häufig und sehr undankbar! Die stetige Fehlbelastung erzeugt chronische Leistenschmerzen, was oft einem Karriere-Aus gleichkommt. In vielen Fällen kann mittels dreidimensionaler Beweglichkeitsschulung Abhilfe geschaffen werden: Durch präzise Bewegungsführung des Beckens kann zusätzlicher Bewegungsspielraum für den verdickten Schenkelhals gewonnen werden.

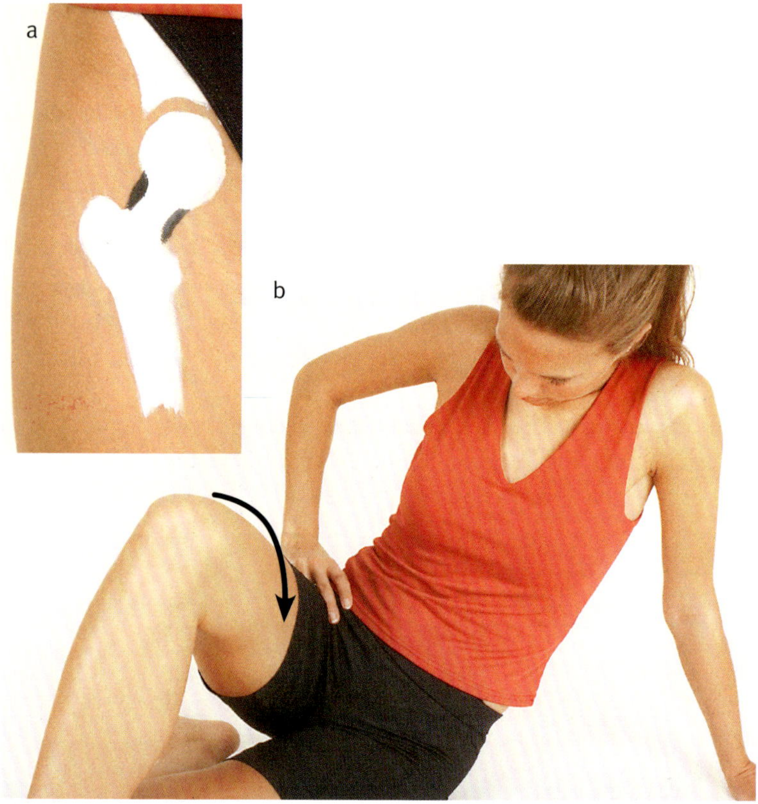

Knochenkollision
a) Ist der Oberschenkelhals verdickt (schwarz), wird es eng. Bei kräftiger Beugung b) prallt der Oberschenkelknochenhals gegen den empfindlichen Pfannendachrand. Am häufigsten kommt es zum Anschlagen an Schenkelhals und Pfannendach bei Hüftbeugung, kombiniert mit Innenrotation (Pfeil).

Pfanne – Hüftkopf: Werden Sie ja nicht obdachlos!

Ein häufiges Hüftproblem betrifft die Stellung und die Ausbildung der Gelenkpfanne. Sie ist oft „unreif„ und „steil gestellt“: Die Überdachung des Gelenkkopfes durch die Gelenkpfanne ist ungenügend (vergl. Seite 20 Abb. (b)). Aus diesem Grund werden die Hüftgelenke von Neugeborenen mittels Ultraschall untersucht und Säuglinge nötigenfalls breit gewickelt. Viele Erwachsenen haben eine solche steil gestellte Gelenkpfanne. Durch Fehlbelastung – insbesondere durch das Hochkippen des Beckens auf der Standbeinseite – gerät das Kugel-Pfannen-System völlig aus dem Gleichgewicht. Die Überdachung nimmt zusätzlich ab, der Oberschenkelkopf rutscht tendenziell aus seiner Gelenkpfanne heraus. Frühzeitiger und übermäßiger Knorpelverschleiß sind programmiert. Derartige Fehlbelastungen können und müssen unbedingt vermieden werden.

Schenkelhals: Angeborene Engpässe

Bei fehlender Taillierung (Abb. 22a) knallt der verdickte Oberschenkelhals an den knöchernen Pfannenrand. Bei starken Beugebewegungen (Abb. 22b), wie sie beispielsweise bei allen Ballsportarten vorkommen, kommt es so wiederholt zur Knochenkollision. Zudem kann die Gelenkkapsel zwischen Gelenkkopf und Pfanne eingeklemmt werden, was zusätzliche Schmerzen verursacht. Eine weitere Deformität, die bereits in jungen Jahren Probleme verursachen kann, ist der entrundete Gelenkkopf: Er zwängt seine dickeren Anteile in die enge Gelenkpfanne hinein und „sprengt“ dort den empfindlichen Knorpel.

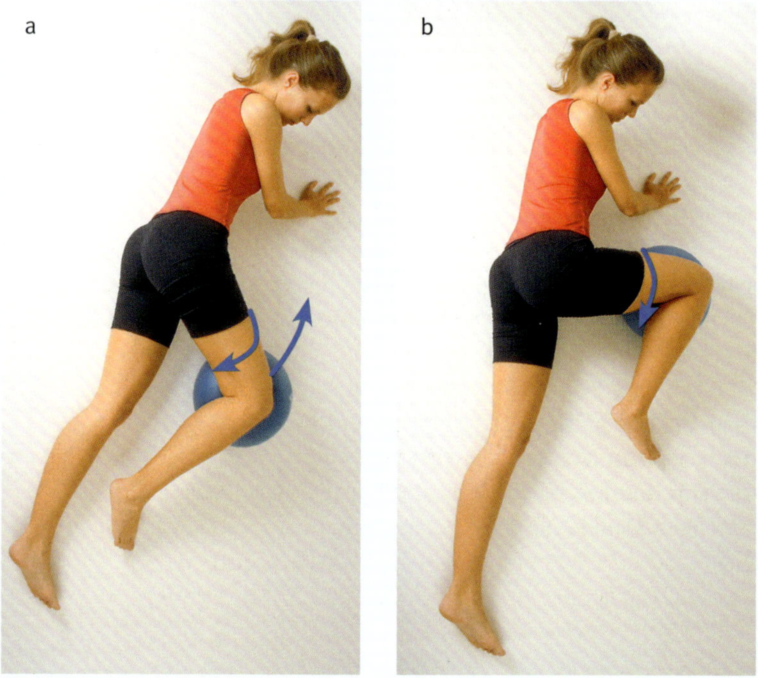

3D-Hüftbeugung
Der Ball hilft mit seiner kugelrunden Form, die Bewegung aus dem Kugelgelenk dreidimensional zu führen. Weg von Schiebe- und Klappbewegungen, hin zu drehenden, spiralig-lebendigen Hüftbeuge-Bewegungen: (a) Ausgangsstellung mit Schraubbewegung im Oberschenkel, (b) maximale Hüftbeugung.

3D-Hüftbeugung: Beweglichkeit dreidimensional

Ziel

Diese Übung fördert die Beweglichkeit der Hüftgelenke, sensibilisiert Sie für neue Möglichkeiten der dreidimensionalen Bewegung, kräftigt die Muskulatur und verfeinert Ihre Körperwahrnehmung. Hilfsmittel: Matte oder Decke, Ball 20-30 cm Durchmesser.

Start

Seitenlage links, das linke Bein leicht angewinkelt bis gestreckt, aber nicht durchgedrückt. Oberes Bein 90 Grad angewinkelt. Das rechte Knie ruht auf dem Ball, bereit für die Beugebewegung.
Die rechte Hand stützt sich vor dem Oberkörper ab oder umfasst den Hüftknochen, um die Gegenbewegung aktiv mitzuführen.

Ausführung

Führen Sie den rechten Oberschenkel jetzt nach vorn-oben – über den Ball rollend. Dabei wird der Oberschenkelkopf leicht aus seiner Pfanne gedreht, einer Schraubbewegung gleich. Der Druck des Knies auf den Ball wird schwächer, weil die Außenrollermuskulatur arbeitet und das Gewicht des Beines hält. Auf der DVD erkennen Sie, wie die rechte Hand zeitgleich die rechte Beckenschaufel in Richtung Bauchnabel dreht. So ist das Hüftgelenk maximal gebeugt und ohne Anschlag des Schenkelhalses am Pfannenrand. Jetzt führt die rechte Hand das Becken wieder zurück nach hinten-unten in die Ausgangsstellung, das Bein streckt sich. Bewegung rhythmisch wiederholen.

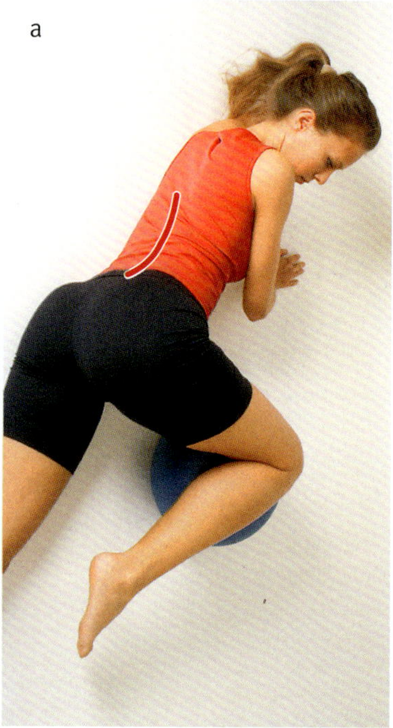

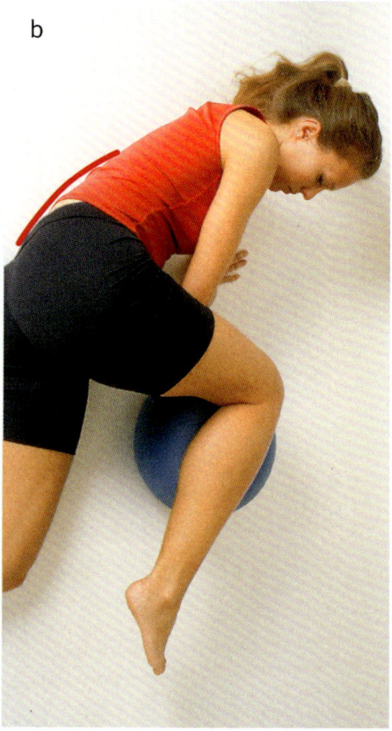

Vermeiden
a) Kein Ausweichen ins Hohlkreuz oder b) in einen Rundrücken. Das Becken muss stabil, der Rücken gerade bleiben.

Kontrolle

Achten Sie darauf, dass Hüfte und Oberschenkel nicht wie ein einziger Teil en bloc hin und her geschoben werden. Becken und Oberschenkel drehen dreidimensional gegeneinander, nicht miteinander. Das schafft Platz und neue Bewegungsqualität. Eine Wohltat für das ganze Hüftgelenk, welches dreidimensional durchgearbeitet wird! Bei dieser Übung kann geschummelt werden, was meist unbewusst geschieht. Vielen Menschen ist ihr Hohlkreuz so vertraut, dass es bereits zum normalen Haltungsbewusstsein gehört. Oder tendieren Sie eher zum Rundrücken? Konzentrieren Sie sich immer wieder auf den unteren Teil Ihrer Wirbelsäule. Gerader Rücken, stabiles Becken. Übertragen Sie diese Aufmerksamkeit in den Alltag!

Dosierung

Drei bis fünf Minuten täglich, linke und rechte Seite.

Variante

Heben Sie das obere Knie etwas vom Ball ab. Dadurch werden die tiefen Gesäßmuskeln noch gezielter aktiviert.

a

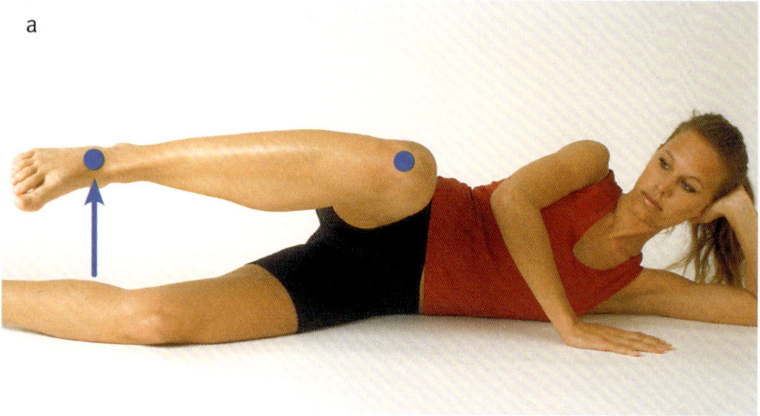

b

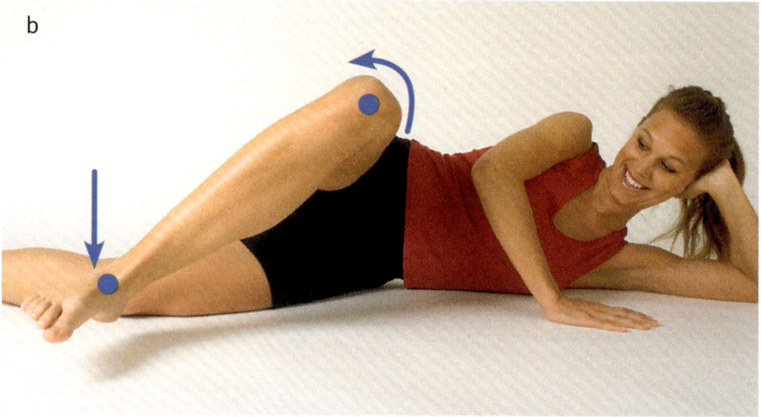

Außenroller
Klein und wichtig! Gleich einem Kontrollzentrum sind die Außenroller tief im Gesäß verantwortlich für die präzise Bewegungsführung im Hüftgelenk. a) Ausgangsposition und b) Endposition.

Rotatorentraining: Kleine Bewegung mit großer Wirkung

Ziel

Stärkung der oft schwachen Muskelgruppe der tiefen Außendreher. Sie sind zuständig für die perfekte Platzierung des gebeugten Beines und für die wichtige Rotation nach außen. Deshalb heißen die Hüft-Außendrehermuskeln in der Fachsprache Außenrotatoren. Hilfsmittel: Matte oder Decke.

Start

Seitenlage links, linkes Bein leicht gebeugt, rechtes Bein parallel zum Boden angehoben, in Knie- und Hüftgelenk je 90 Grad angewinkelt.

Ausführung

Das Knie bleibt auf derselben Höhe, die Ferse sinkt langsam gegen den Boden ab, ohne diesen zu berühren. Dabei dreht der Oberschenkel nach außen. Zurück in die Ausgangsposition. Durch die Schraubbewegung des Oberschenkels gleitet das Knie etwas in der Verlängerung des Oberschenkels nach vorn. Nach einigen Wiederholungen quittieren die stark geforderten tiefen Außenrotatoren das Training mit leichtem Brennen. Sie fühlen die Anstrengung zwischen Rollhügel und Sitzbeinhöcker in der Tiefe der Gesäßmuskulatur: Gut gemacht und weiter so!

a

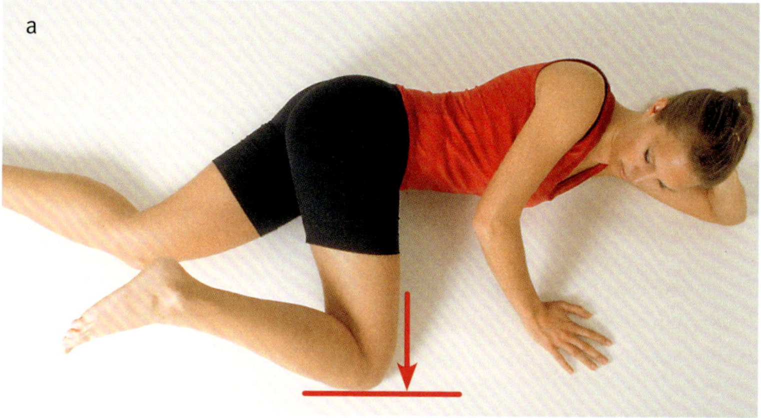

b

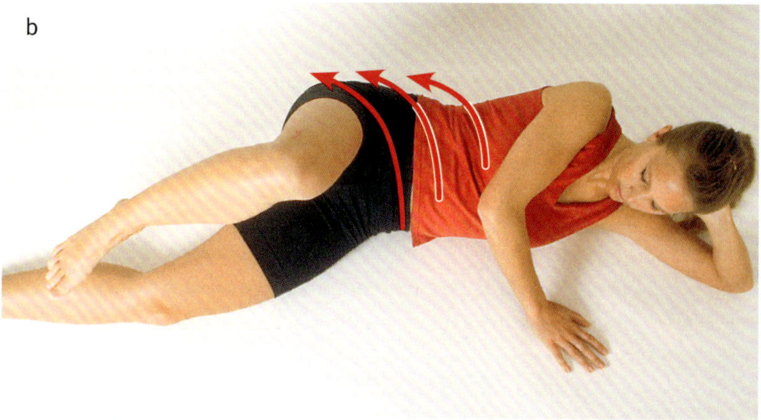

Vermeiden
a) Das Knie weicht nach unten aus, b) das Becken dreht in Richtung Rückenlage. Beide Fehler bitte vermeiden! Knie und Becken bleiben stabil nach vorn gerichtet. So wird die Übung wirkungsvoll.

Kontrolle

Weichen Sie bei dieser Übung nicht aus – weder mit dem Becken nach hinten noch mit dem Knie nach unten. Halten Sie die Bewegung eher klein, dafür präzise und sehr kontrolliert. Die Ferse wird nur durch die Außendrehung des Oberschenkels gegen den Boden geführt. Fühlen Sie der Außendrehung im Hüftgelenk aufmerksam nach. Diese Bewegung hat absolute Schlüsselfunktion. Genießen Sie diese neue Bewegungsmöglichkeit in ihrer Wirkung! Weicht das Knie wie auf Abb. 30a nach unten aus, ist die Übung wirkungslos. Achten Sie darauf, dass die Drehung wirklich aus den tiefen Außenrotatoren kommt. Das Becken aktiv stabilisieren, nicht wie auf Abb. (b) auf den Rücken drehen.

Dosierung

10–40 Wiederholungen pro Seite.

Variante

Führen Sie die Übung mit unterschiedlichen Beugestellungen im oberen Hüftgelenk aus. Die sportliche Variation: Steigern Sie den Effekt mit einem Theraband, welches Sie auf Kniehöhe straff um beide Beine schlingen, den Fuß vor dem Knie auf den Boden stellen.

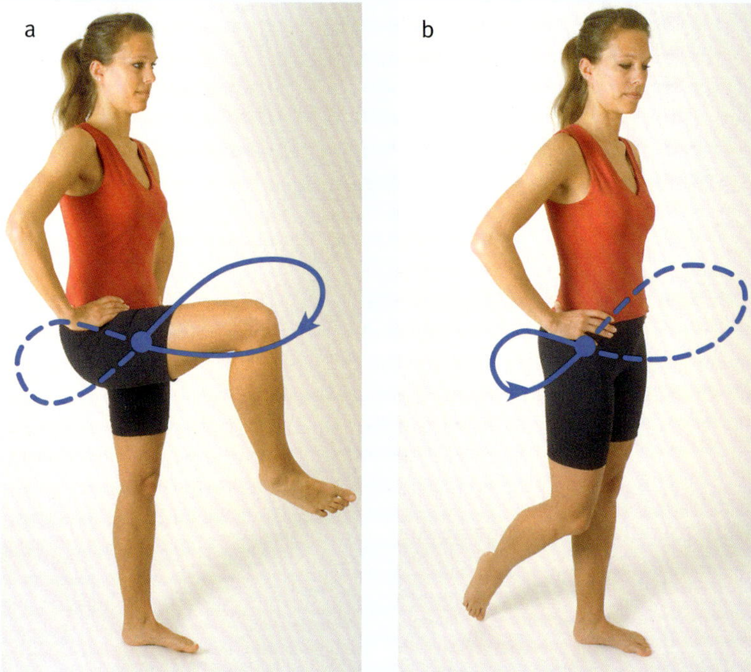

Hüftachter
a) Schlaufe nach vorn, das Bein bewegt sich nach vorn, in einer großen Schlaufe zuerst nach innen, dann nach außen. b) Kleinere Gegenschlaufe nach hinten, das Becken bleibt stabil, kein Hohlkreuz.

Hüftachter: Präzision in Bewegung und Timing

Ziel

Die Übung steigert die Hüftbeweglichkeit und verankert das Gefühl für die kombinierte Bewegung Beugen-Außenrotieren. Hilfsmittel: keine; eventuell eine Stuhllehne oder ein Geländer zum Abstützen.

Start

Einbeinstand links, das rechte Bein wird vor der Körpermitte angehoben, das Knie ist ebenfalls gebeugt. Der Fuß ist entspannt rund 20 Zentimeter über dem Boden. Wirbelsäule lang ziehen, Becken gerade aufrichten, kein Hohlkreuz. Das Becken steht links auf der Standbeinseite tiefer.

Ausführung

Die Bewegung entspricht einer liegenden Acht, die Sie mit dem Fuß über den Boden in die Luft malen. Beginnen Sie mit der Schlaufe nach vorn und innen zur Mitte hin. Drehen Sie jetzt – wie gelernt mit den tiefen Außenrollern – den Oberschenkel nach außen, während Sie die vordere Achterschlaufe nach außen zeichnen. Der Fuß darf bei dieser Bewegung etwas höher gehoben werden. Dies entspricht dem natürlichen dreidimensionalen Bewegungsablauf. Der Bogen endet nach hinten und mündet in die kleinere Gegenschlaufe rückwärts. Diese beginnt nach innen und endet wieder in der Mitte zur Ausgangsposition.

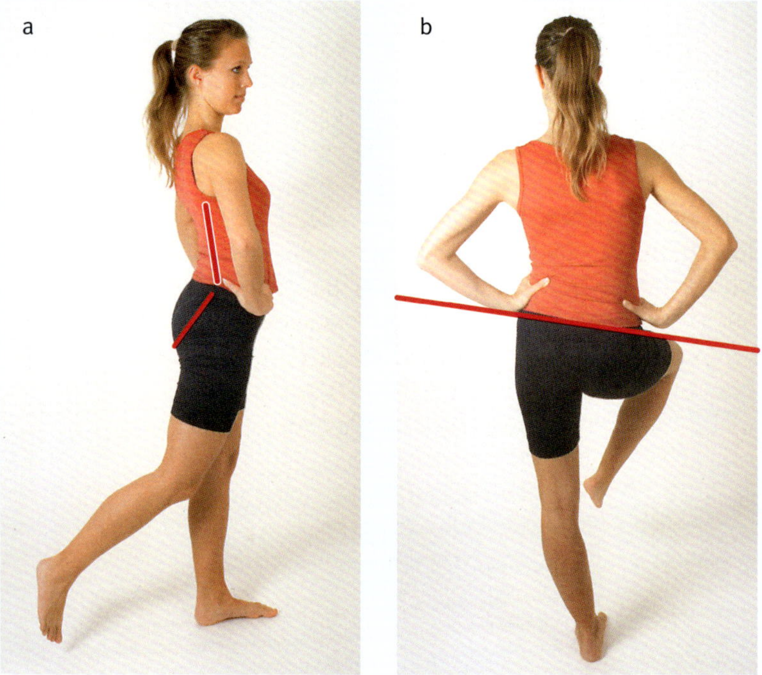

Vermeiden
a) Hohlkreuz bei der Schlaufe nach hinten staucht die Wirbelsäule.
b) Hochrutschen des Beckens auf der Standbeinseite. Der Oberschenkelkopf rutscht aus der Gelenkpfanne anstatt sich stabil darin zu verschrauben – er wird sozusagen obdachlos und hängt (fast) im Freien.

Kontrolle

Rhythmus ist die Einteilung der Bewegung in Raum und Zeit. Der Hüftachter wirkt als perfekte Integration für rhythmisches, effizientes und präzises Bewegen. Die Achterbewegung im Hüftgelenk entspringt purer Dynamik – ein wohltuender spielerischer Energiespender. Bewahren Sie bei dieser Übung Haltung: Abb. (a) zeigt die klassische Ausweichbewegung ins Hohlkreuz bei der hinteren Schlaufe. Fehlt dem Hüftgelenk die volle Beweglichkeit, zwingt dies den unteren Rücken ins Hohlkreuz. Stellen Sie sich das Becken als randvolle Schale vor. Das Becken heißt nicht nur so, es ist auch eines: Achten Sie darauf, dass nichts verschüttet wird, also keine HulaHoop-Bewegung! Abb (b) zeigt die abgesenkte Hüfte auf der Spielbeinseite. Was bei Models auf dem Laufsteg elegant wirken mag, ist hier untersagt!

Dosierung

Täglich zweimal eine Minute pro Seite.

Variation

Versuchen Sie beim normalen Gehen die Achterbewegung andeutungsweise nachzufühlen. Die Seitbewegungen sind hier viel schmaler, die Drehrichtungen bleiben.

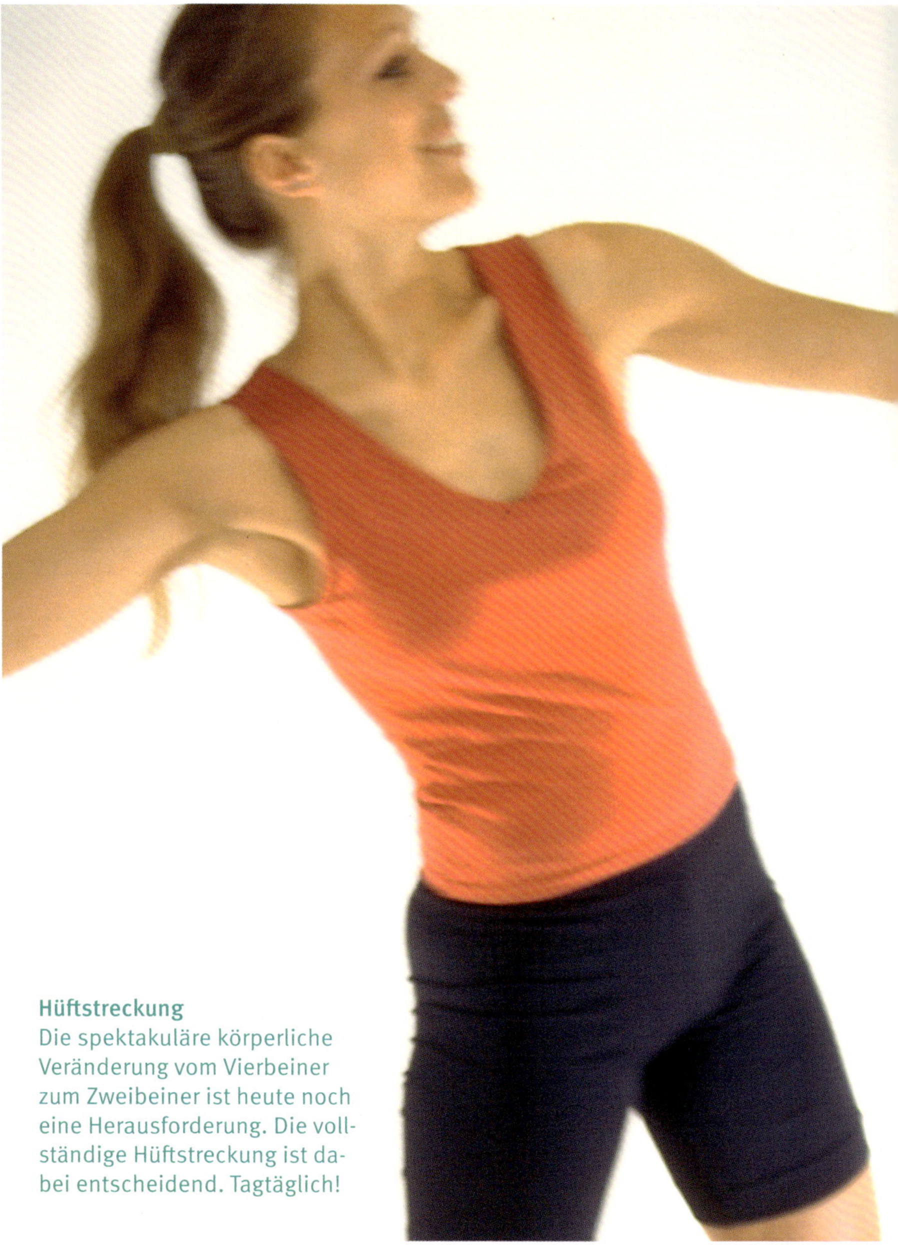

Hüftstreckung
Die spektakuläre körperliche Veränderung vom Vierbeiner zum Zweibeiner ist heute noch eine Herausforderung. Die vollständige Hüftstreckung ist dabei entscheidend. Tagtäglich!

Hüftstreckung

Aufgerichtete Menschen sind Vorbilder, auch im übertragenen Sinn. In Jahrmillionen Evolutionsentwicklung richtete sich der Mensch vom Vierbeiner zum Homo erectus auf. Was Körperintelligenz anbelangt, hat der Homo sapiens inzwischen einiges verlernt und vergessen. Genaues Hinschauen, Nachfühlen und Verstehen lohnt sich. Das neue Verständnis vermittelt Kraft, Standfestigkeit und Beweglichkeit.

Um trotz Zweibeinstand stabil zu bleiben, greift die Natur auf das universelle Prinzip der spiraligen Verschraubung zurück. Bänder und Muskeln sind im Hüftgelenk so angelegt, dass sie den Oberschenkelkopf im Moment der vollen Streckung im Hüftgelenk fest in die Hüftpfanne hineinschrauben. Die Muskeln entwickeln so ihre volle Kraft, die Bänder sorgen für die perfekte Position.

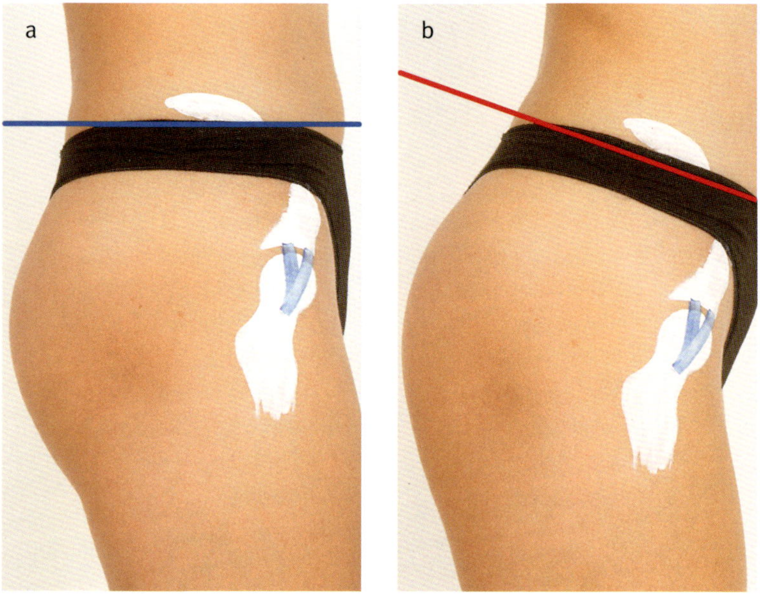

Hüftstreckung:
a) Nutzen Sie auf Schritt und Tritt die Beweglichkeit im Hüftgelenk zur Aufrichtung. So wirkt auch das Y-Band stabilisierend. b) Das nach vorn gekippte Becken führt zum Verlust der Streckung im Hüftgelenk.

Streckdefizit:
Teamwork kraftvoll und zuverlässig

Beim Gehen ist der Moment des Abstoßens entscheidend für die Fortbewegung. Genau jener Moment, in dem der Oberschenkel weit nach hinten ausholt und der Fuß kräftig vom Boden abstößt. Die Hüfte ist nun maximal gedehnt, die Belastung am stärksten. Idealerweise arbeiten Becken und Oberschenkel zusammen: Wiederum das Prinzip von „Bewegung und Gegenbewegung". Der Oberschenkel streckt sich nach hinten, das Hüftbein dreht in die Gegenbewegung. Genau wie eine Hand die andere wäscht: Beide sind in rotierender Bewegung. Die Beckenschaufel dreht im Augenblick der größten Belastung dreidimensional nach hinten-unten-außen. Das Pfannendach schiebt sich über den Oberschenkelkopf und überdacht ihn mit knöcherner Stabilität.

Bandschraube:
Stabil und flexibel im richtigen Moment

Bewegt sich das Bein nach hinten, dreht die Kugel im Hüftgelenk nach vorn, die Hüftpfanne nach hinten. Nun treten die Bänder in Aktion: Durch die Gegenbewegung von Kugelkopf und Pfanne werden die Y-Bänder gespannt. Sie pressen den Oberschenkelkopf in die Hüftpfanne, wirken führend und stabilisierend. Ist das Abstoßen vollbracht, schwebt der Fuß wieder über dem Boden, um zum nächsten Schritt auszuholen. Die Bänder entspannen und schaffen Platz für die freie Hüftbeugung. Der Zyklus von Hüftstreckung und Hüftbeugung schließt sich.

Anatomie

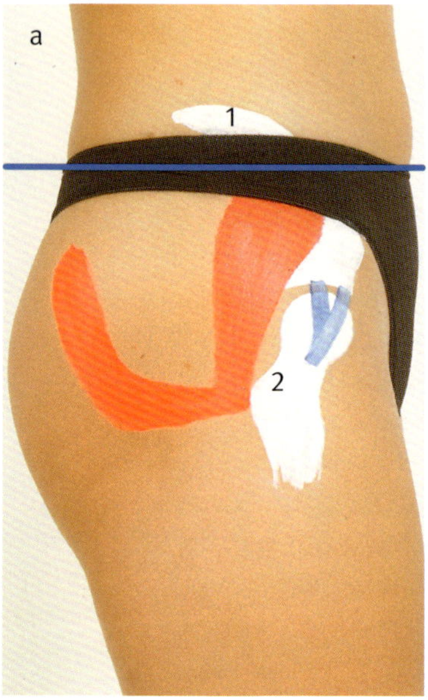

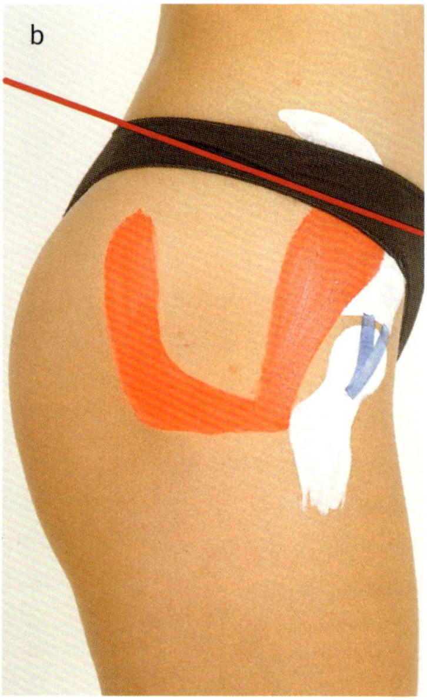

Muskelbalance
Glutaeus maximus (rot) ist der stärkste Muskel des menschlichen Körpers. Er setzt am großen Rollhügel (2) des Oberschenkels an und dreht ihn kräftig nach außen.
a) Der aktivierte Gesäßmuskel richtet zusammen mit dem Beckenboden das Becken auf, streckt die Hüfte und formt das Gesäß.
b) Der passive Glutaeus führt zu Beckenkippung, Dysbalance und Hohlkreuz.

Gesäßmuskel:
Hüftstreckung dank Popo-Power

Der Gesäßmuskel besteht aus drei Hauptteilen: dem großen, dem mittleren und dem kleinen Glutaeus. Zusammen sind sie ein wahres Powerpack, der stärkste Muskel des menschlichen Körpers. Seine Aufgabe ist entsprechend wichtig: Er ist für die Aufrichtung der menschlichen Mitte, für die Hüftstreckung verantwortlich. Er ist der Gegenspieler des Iliopsoas (Seite 15). Im Zusammenspiel gewähren sie die perfekte Balance des Beckens, vergleichbar mit einer Waage. Die verschiedenen Anteile drehen das Becken dreidimensional nach hinten-unten-außen. Der Gesäßmuskel verläuft mit seinen verschiedenen Muskelanteilen vom Beckenkamm, dem oberen hinteren Rand des Beckenknochens, zum großen Rollhügel (2), dem markanten Knochenwulst auf der Außenseite des Oberschenkels.

Beckenwaage:
Beweglich und doch Ausgewogenheit

Was Gesäßmuskel und Iliopsoas für die Beckenschaukel nach vorn und hinten, sind die Adduktoren und Abduktoren, die Anzieher und Abspreizer für die seitliche Bewegung des Beckens. Auch hier sind Beweglichkeit und Stabilität entscheidend für die Balance der Waage: Mal ausgeglichen, mal links, mal rechts kippend, stehen Adduktoren und Abduktoren zusammen mit der Rumpf- und Beinmuskulatur im Dienste der Aufrichtung des Menschen.

Diagnose

a

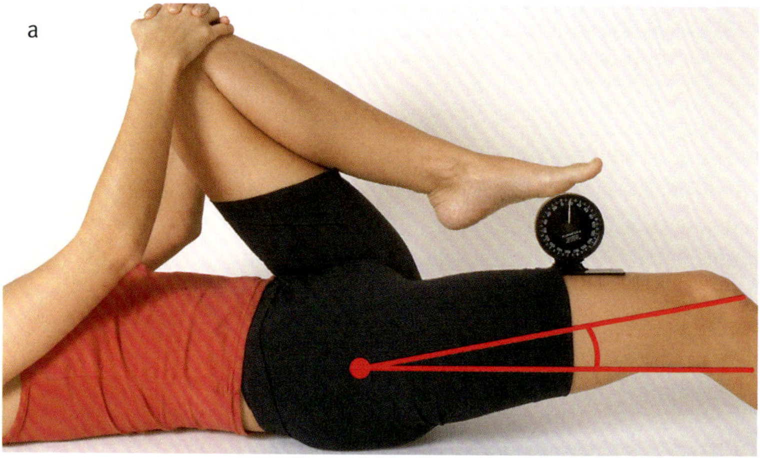

b

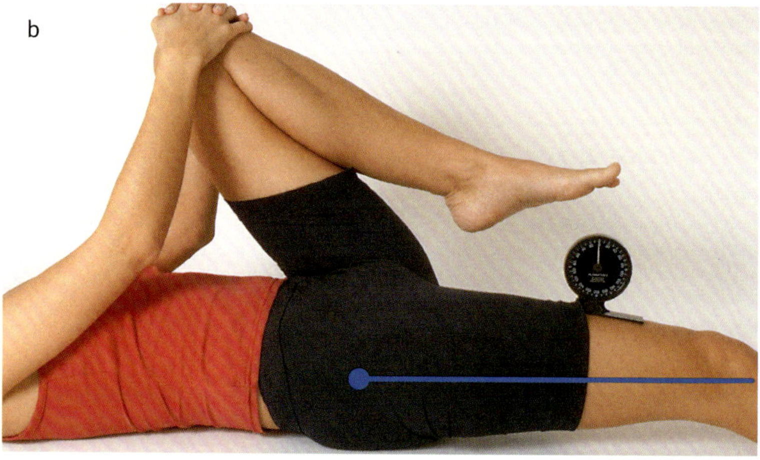

Maximale Streckung
a) Das Streckdefizit in der Hüfte beträgt knapp 20 Grad. Das Knie des rechten Beins hebt sich vom Boden ab, weil das rechte Hüftgelenk nicht gestreckt werden kann.
b) Optimales Streckvermögen: Die Hüftstreckung ist bis zur Horizontalen möglich und beträgt 0 Grad.

Streckung:
Klarheit schaffen

Dauersitzen in Büros, Autos und vor Monitoren ist die Norm; leider Gift für die Hüftstreckung. Die dauernde 90-Grad-Hüftbeugung ist ein Rückschritt in die „Vergangenheit des Vierbeinstandes". Die Hüftstreckung ist bei vielen Menschen dramatisch eingeschränkt. Die Muskeln sind verkürzt. Messen schafft Klarheit.

Start

Rückenlage, beide Beine gestreckt. Das linke Bein anwinkeln und mit beiden Händen umfassen.

Messung

Ziehen Sie das angewinkelte Bein sanft gegen den Oberkörper. Das Becken darf sich nicht mitbewegen. Was passiert dabei mit dem rechten Bein? Hebt sich das Knie vom Boden ab, ist die Streckung des rechten Hüftgelenks unvollständig. Messen Sie die fehlende Distanz zwischen Kniekehle und Boden mit einem Messband oder, wie abgebildet, mit einem Winkelmesser. Um wie viele Grad weicht der Oberschenkel von der Horizontalen ab? Die Horizontale ist der Nullpunkt. Ein Streckdefizit von 20 Grad wie auf Abbildung 42a bedeutet: Es fehlen 20 Grad bis zur normalen Nullstellung.

Beachten

Das Bein darf nicht mit Kraft hochgezogen werden. Beim Hochziehen des Beines bewegt sich nur das Bein, nicht das Becken!

a

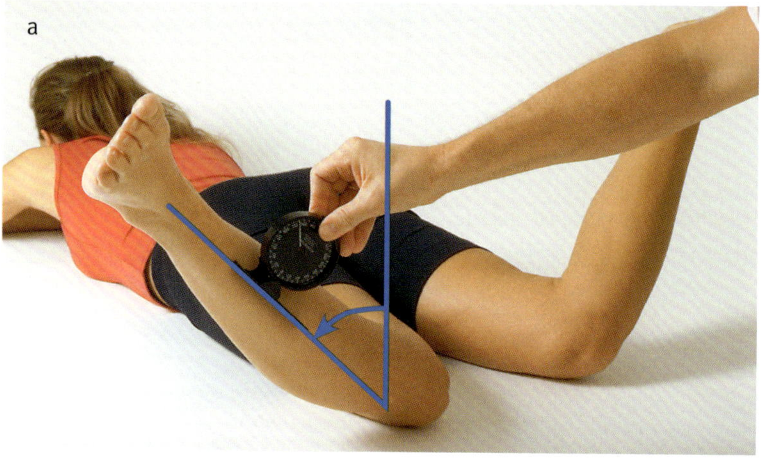

b

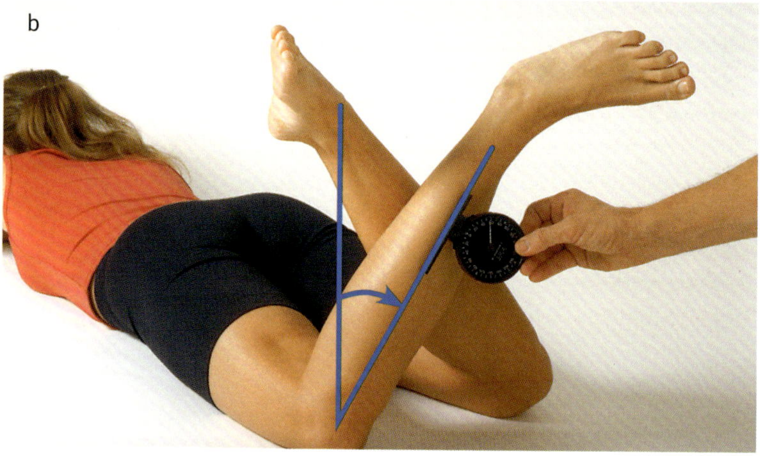

Scheibenwischer

Die eingeschränkte Drehbeweglichkeit im Hüftgelenk ist ein Frühzeichen der Hüftarthrose.
a) Messung der Innenrotation – der Unterschenkel kippt nach außen und b) der Außenrotation – der Unterschenkel kippt nach innen.

Rotation: Defizite erkennen

Start

Bauchlage, beide Beine 90 Grad im Knie angewinkelt. Die Hüften bleiben gestreckt.

Messung

Bewegen Sie den senkrecht gestellten Unterschenkel aus der Hüfte heraus wie einen Scheibenwischer nach innen und außen. Die Messung erfolgt mit dem Winkelmesser. Dieser wird mit der Messkante in senkrechter Position eingestellt. Die Messkante parallel zum Schienbein längs des Unterschenkelknochens positionieren. Gemessen wird die maximale Drehung nach innen und nach außen – auf beiden Körperseiten.

Zu beachten

Keine Drehversuche im Knie, kein Hin- und Herbewegen des Beckens. Die Drehbewegung findet isoliert im Hüftgelenk statt: Der Oberschenkelkopf dreht in der stabilisierten Hüftpfanne. So messen Sie präzise. Sie können die Messungen auch einzeln durchführen, also mit einem angewinkelten und einem gestreckten Bein, wie in der DVD gezeigt. 40 Grad Innen- und Außendrehung ist gut. Meist geht eine Seite besser als die andere. Das ist normal.

Probleme

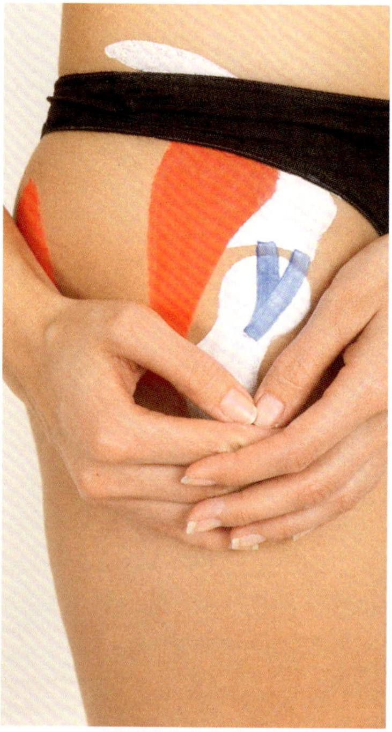

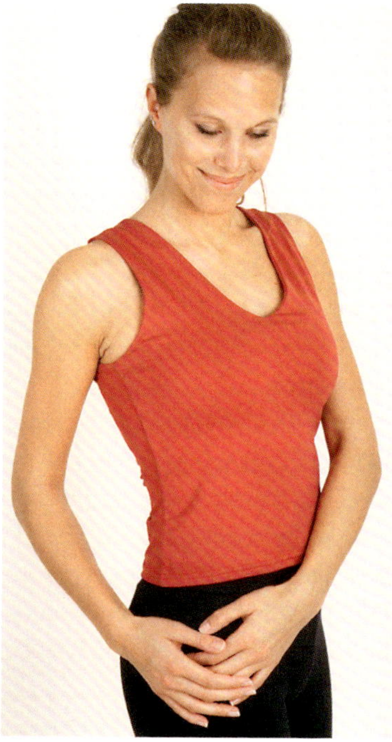

Bewegungsqualität
Unbeweglichkeit bedeutet Bewegungsmangel. Intelligente Bewegung ist in diesem Fall besonders wichtig. Verständnis für das Problem ist der Anfang sinnvoller Therapie.

Unbeweglichkeit
Wege aus dem Teufelskreis

Hüftarthrose geht mit Bewegungseinschränkung einher. Diese ist selten sofort wahrnehmbar: Der bewegungsarme Alltag, überlanges Sitzen mit gebeugter Hüfte und wenig Bewegung lassen mangelnde Beweglichkeit unbemerkt fortschreiten. Schmerzen treten auf, wenn die Knorpelschicht bereits angegriffen ist. Das Gefühl, Sand im Getriebe zu haben, lässt auf Knorpelverlust schließen. Mit gezielter Bewegungsschulung kann die Beweglichkeit zumindest teilweise wiedererlangt werden. Durch anatomisch richtige Bewegung wird die Belastung auf die unversehrten Knorpelareale gelenkt. Achten Sie grundsätzlich auf Beweglichkeitsverlust und dessen Ursachen: Bewegungsmangel und Fehlbelastung. Ein typisches Früh- und Warnzeichen ist das Hohlkreuz-Bäuchlein: Ein Bäuchlein entsteht, wo gar kein Fett ist! Viele Menschen könnten sich mühevolle Diäten ersparen, indem sie ihr Becken aufrichten und die Beweglichkeit ihrer Hüftgelenke trainieren.

Probleme

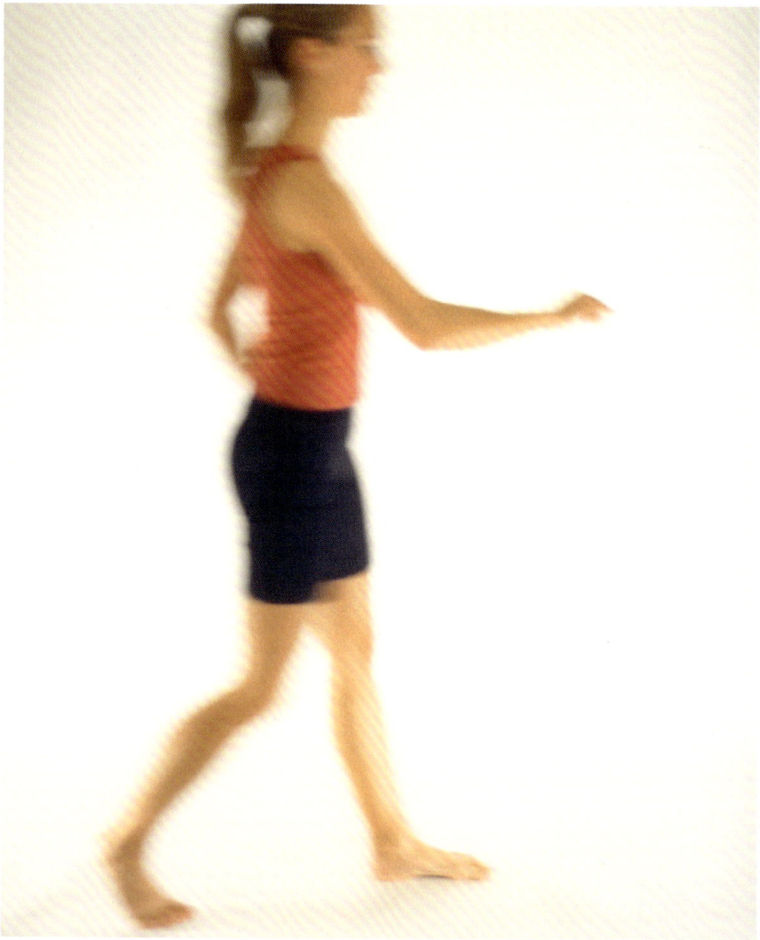

Operieren
Bleibt sinnvolle Bewegungstherapie wirkungslos, muss eine Operation in Betracht gezogen werden. Bewegungsschulung ist jetzt erst recht angesagt.

Operation ja – nein: Eigenverantwortung bleibt

Neben den quälenden Schmerzen ist die Beuge-, Streck- und Drehbeweglichkeit im gestreckten Hüftgelenk eine wichtige Entscheidungshilfe, wenn es um die Frage eines künstlichen Hüftgelenks geht. Ist Beweglichkeit vorhanden und kann diese durch Therapie verbessert werden, kann mit einer Operation meist gewartet werden. Wenn trotz guter Therapie keine Besserung der Beweglichkeit und der Beschwerden festgestellt wird, scheint eine Operation unumgänglich. Fehlbelastung ist neben Alter, familiärer Vererbung, Unfall und Entzündung ein Hauptfaktor. Lernen Sie, Ihren Körper neu und intelligent einzusetzen! Idealerweise bereiten Sie Ihren Körper bereits vor der Operation auf die neu zu erlernenden Bewegungsmuster vor. Im Anschluss an eine Operation sind – nach einer angemessenen Ruhezeit – intensive Therapie und regelmäßiges Training angesagt!

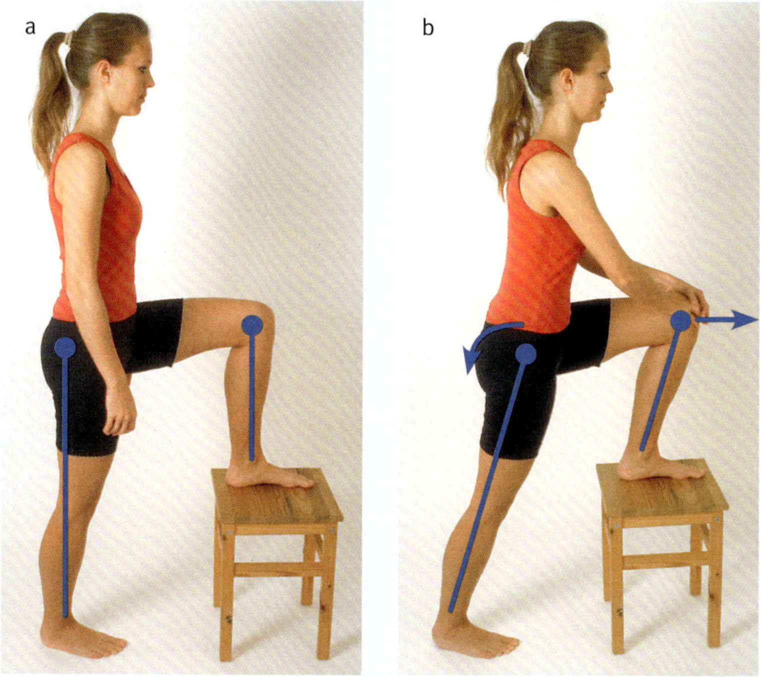

Iliopsoas-Dehnung
Richtig ausgeführt ist die Iliopsoas-Dehnung ein Schlüssel zur Lösung vieler Hüftprobleme. a) Ausgangsposition und b) Endposition sind entscheidend.

Iliopsoas-Dehnung: Spannung und Entspannung im Gleichgewicht

Ziel

Steigerung von Dehnbarkeit und Geschmeidigkeit des wichtigen Muskels. Hilfsmittel: Hocker oder Stuhl.

Start

Einbeinstand rechts, das Bein ist gestreckt, der rechte Fuß ist geradeaus nach vorn gerichtet. Den linken Fuß auf einen Hocker stellen, das Knie 90 Grad angewinkelt. Die Hände ruhen auf dem angewinkelten Knie oder auf dem oberen Beckenrand und führen die nachfolgende Bewegung mit (siehe DVD). Richten Sie Becken und Wirbelsäule gerade auf.

Ausführung

Kommen Sie langsam mit Becken und Oberkörper nach vorn, indem sie das linke Knie sachte vorschieben. Geben Sie etwas Gegensteuerung, indem Sie das Becken nach hinten-unten-außen „schieben". Der Rücken bleibt lang. Konzentrieren Sie sich auf Entspannung in der Leistengegend, damit sich der Iliopsoas dehnen und sanft nachgeben kann. Sobald das Ziehen in der Leiste in ein feines Brennen umkippt, ist die Leistendehnung zu stark. Becken wieder etwas lösen. In die Ausgangsposition zurück, atmen Sie tief durch, schieben Sie wieder Knie und Becken sachte nach vorn mit etwas Rückwärtszug auf der rechten Beckenschaufel.

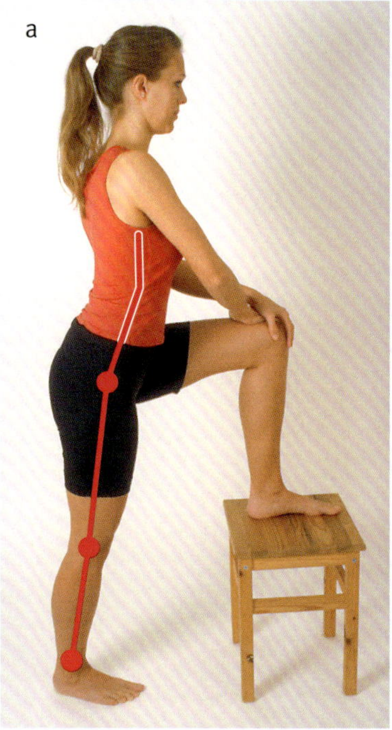

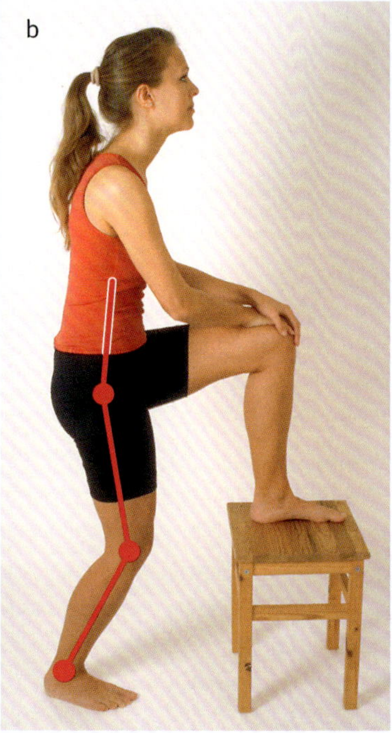

Nicht ausweichen
a) Ein verkürzter Iliopsoas zieht automatisch ins Hohlkreuz; er bleibt kurz, anstatt sich zu dehnen.
b) Oft wird mit dem Knie des Standbeins gemogelt: Mit gebeugtem Knie bleibt die Übung wirkungslos.

Kontrolle

Die Übung ist in allen Trainingszentren als „Psoas-Stretch" ein Muss: Die Hälfte aller Sportbegeisterten dehnt aber falsch! Der Fettnäpfchen sind viele: Das beste Rezept, wirkungsvoll zu dehnen, ist die Kombination von Know-how und präziser sachter Bewegungsführung. Abb. 52a zeigt das Ausweichen ins Hohlkreuz, den populärsten Fehler, der die Übung wirkungslos macht und eher dem Kreuz schadet als dem Iliopsoas nützt. Dieser gibt keinen Millimeter nach, sondern zieht die Lendenwirbel, an welchen er befestigt ist, einfach am Stück mit nach vorn. Unbedingt vermeiden! Führen Sie den oberen rechten Beckenrand bewusst nach hinten in die Gegenbewegung. Findige Schummler weichen auf die zweite Variante von Abb. 52b aus: Sie beugen das Knie des Standbeins – und die Dehnung ist weg. Unschädlich, aber nutzlos. Suchen Sie bewusst das senkrechte Ziehen im Leistenbereich auszulösen. Wenn's brennt, etwas nachlassen. Sie liegen genau richtig, nur sind Sie etwas zu zielstrebig!

Dosierung

Zweimal zwei Minuten täglich auf beiden Seiten.

Variation

Erfühlen Sie den Iliopsoas beim Treppensteigen. So wird er aktiviert, gedehnt und richtig eingesetzt, Stufe um Stufe.

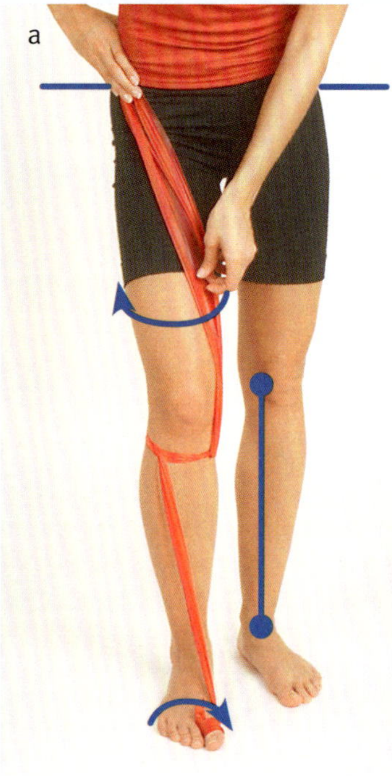

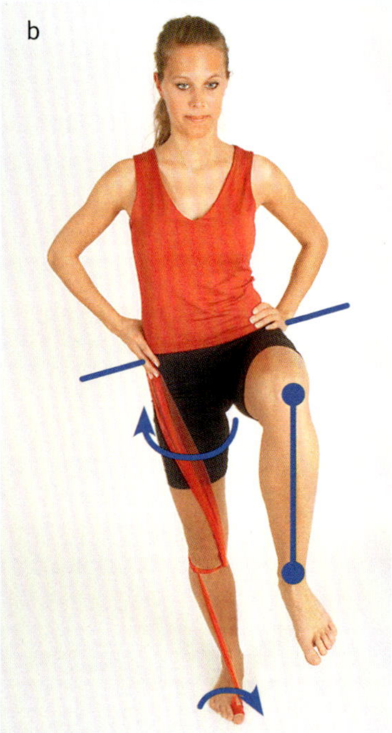

Muskelsimulation
a) Das elastische Theraband entspricht so geschlungen dem Verlauf der spiralig angelegten Muskulatur von Fuß, Bein und Hüfte. b) Zielposition.

Einbeinstand: Glücksbringer für Hüftknorpel

Ziel

Förderung der Stabilität und gezielte Wahrnehmung der Überdachung des Hüftkopfs im Einbeinstand. Hilfsmittel: Theraband, Sockel oder Treppenstufen.

Start

Klemmen Sie das Theraband, wie in Abb. 54a gezeigt, unter der Großzehe des rechten Fußes fest, indem Sie das Band um die große Zehe schlingen. Schlingen Sie das Band vorn über das Schienbein, via Kniekehle um den Oberschenkel, von dort zum Beckenkamm. Halten Sie das Band dort mit der Hand gut fixiert: Einbeinstand rechts, der rechte Fuß ist geradeaus nach vorn gerichtet. Das linke Bein ist in Hüft- und Kniegelenk jeweils 90 Grad gebeugt. Für mehr Standfestigkeit kann der Fuß auf einen Sockel oder auf eine Treppenstufe gestellt werden.

Ausführung

Die rechte Hand führt das Hüftbein entgegen dem Zug des Therabandes nach hinten-unten-außen. Das Hüftbein schraubt spiralförmig nach hinten Richtung Ferse. Gleiten Sie in die Ausgangsposition zurück und verlängern Sie die Bewegung Richtung Bauchnabel nach vorn-oben-innen. Wiederholen Sie die Bewegung abwechslungsweise nach hinten-unten-außen, verharren Sie einige Sekunden in dieser Position; das ist die Außenspirale des Hüftbeins. Zurück bis nach vorn-oben-innen, in die Innenspirale des Hüftbeins.

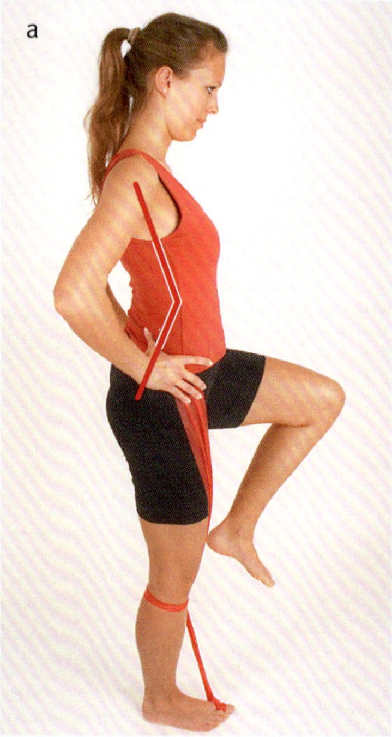

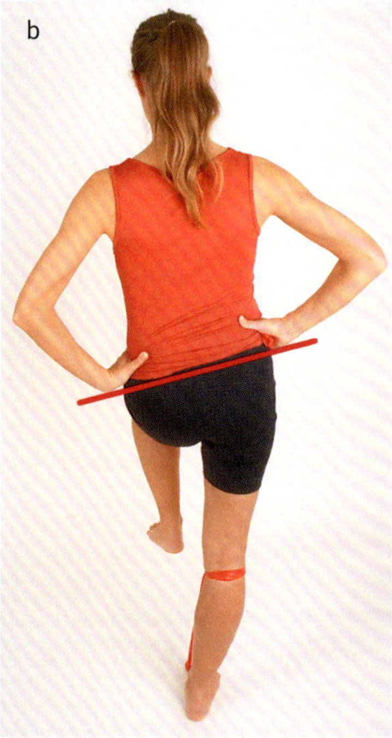

Becken-Balance
Auf beiden Bildern fehlt die Muskelkraft: a) Das Becken kippt ins Hohlkreuz oder b) es sinkt auf der Spielbeinseite ab. Aktive Becken-Balance macht die Übung anspruchs- und wirkungsvoll.

Kontrolle

Diese Übung setzt voraus, dass Sie bereits einiges über die Hüfte wissen: „Aufgerichtetes Becken", „offene Leisten" und „gute Überdachung des Oberschenkelkopfes" sollten Ihnen einleuchtende Begriffe sein: Sonst lesen Sie geduldig nach. Bedenken Sie, dass die Geschichte der Menschheit Jahrmillionen für diese Entwicklung gebraucht hat. Da dürfen Sie sich ruhig Zeit nehmen. Hinschauen und mitfühlen hilft! Lohn ist die ersehnte, super-stabile Überdachung des Oberschenkelkopfs durch die Gelenkpfanne. Führen Sie die Bewegung mit der Hand am Becken und machen Sie sich mit der Dreidimensionalität der Bewegung vertraut: nicht nur nach hinten, auch nach außen und nach unten. Das braucht Kraft und Koordination im Gesäßmuskel. Übrigens: Der Schultergürtel macht die Bewegung nicht mit, er bleibt entspannt-stabil nach vorn gerichtet. Achten Sie peinlichst genau darauf, nicht vor lauter „Sich-Mühe-Geben" ins Hohlkreuz zu drücken. Und als ob Sie nicht schon genug zu tun hätten: Achten Sie auf die Hüfte der linken Spielbeinseite. Sie darf nicht wie auf Abb. 56b absinken, sondern bleibt stabil!

Dosierung

Täglich 20 bis 40 Wiederholungen links und rechts.

Variation

Sie können diese Übung auch kniend rechts und mit aufgestelltem Fuß links (Halbkniestand) machen. Oder stehend können Sie Ihr Gewicht abwechselnd von einem Bein auf das andere verlagern. Öffnen Sie jeweils auf der Standbeinseite bewusst die Leiste. Ein täglicher Beitrag zur Hüftstreckung.

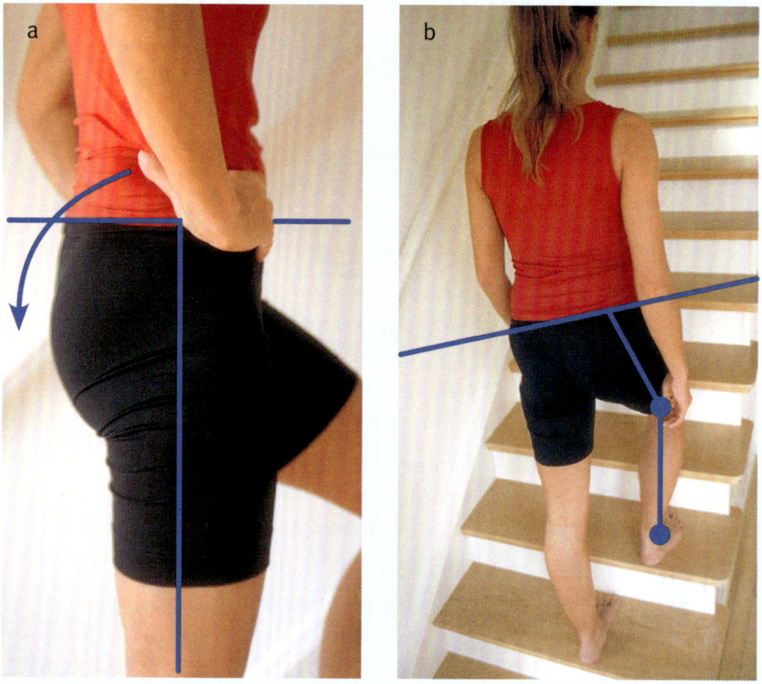

Zeitlupe
Treppensteigen in Zeitlupe ermöglicht bewusste Wahrnehmung über die Abläufe im Hüftgelenk. a) Die rechte Hüfte zieht auf der Standbeinseite nach hinten-unten-außen. b) Auf der nächsten Treppenstufe wird das rechte Bein zum entlasteten Spielbein, die rechte Hüfte zieht jetzt nach vorn-oben-innen.

Hüftschraube:
Nie mehr obdachlos!

Ziel

Integration dreidimensionaler Hüftbewegung ins tägliche Leben ohne Trainingsaufwand: Die Außenspirale des Hüftgelenks wird in der Standbeinphase durch bewusste Anwendung in alltäglichen Bewegungen automatisiert. Hilfsmittel: Treppe.

Start

Sie stehen vor einer Treppe, bereit zum Hochsteigen.

Ausführung

Beim Treppensteigen bewegt sich das Hüftbein der Standbeinseite nach hinten-unten-außen. Das setzt voraus, dass die Beugemuskeln loslassen und so die Streckung im Hüftgelenk erst ermöglichen. Mit jedem Schritt bleibt das Becken aufgerichtet – und Sie damit ebenfalls.

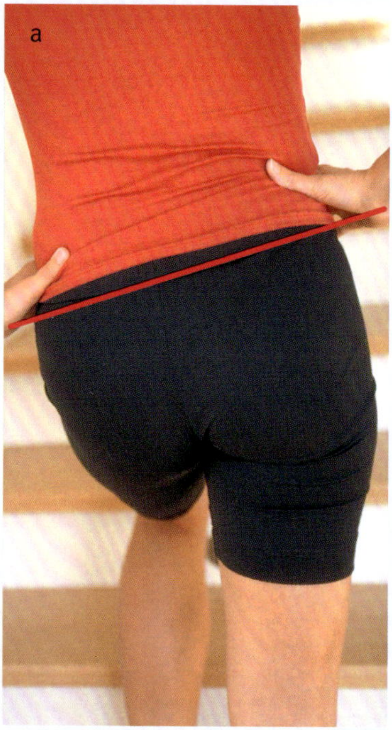

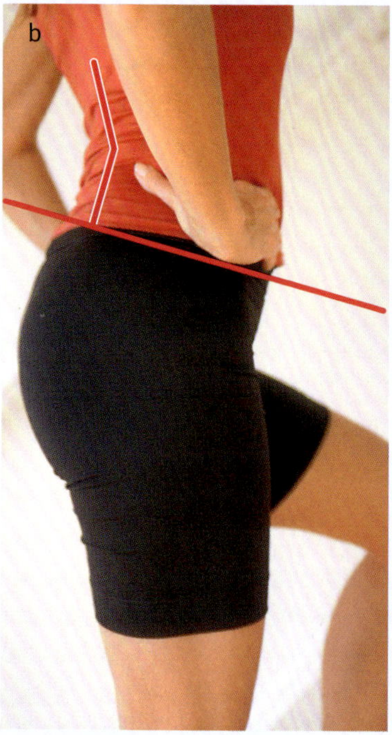

Schlendergang
a) Der falsch platzierte „obdachlose“ Oberschenkelkopf kugelt tendenziell Schritt für Schritt aus und drückt gegen das sensible Knorpelmaterial der Pfannendachlippe. b) Zweiter klassischer Fehler: Die Hüfte kippt ins Hohlkreuz, die Muskeln der Beckenaufrichtung arbeiten zu wenig.

Kontrolle

Alles im Lot: Genießen Sie Aufrichtung und Offenheit. Ab jetzt werden Sie Models, die auf dem Laufsteg auf Schritt und Tritt die Hüfte mit demonstrativem „Schlendergang“ seitlich schier auskugeln, mit anderen Augen ansehen! Es spricht nichts dagegen, diesen Hüftschwung ab und zu einzusetzen. Sei es aus Spaß, aus Koketterie oder einfach zum Mitfühlen, wie es ist. Wichtig ist, dass Sie den Unterschied erkennen, die bewusste Beckenkoordination wahrnehmen und anwenden können: Das Becken bleibt aufgerichtet, die Standbeinhüfte driftet nicht seitlich weg, sondern bleibt im Interesse der Überdachung stabil über dem Oberschenkelkopf. Verinnerlichen Sie sich das Bild dieser Bauweise.

Dosierung

Drei bis fünf Minuten täglich.

Variation

Versuchen Sie, die Hüftschraube beim Gehen zu erfühlen, im Stehen durch Gewichtsverlagerung zu erkennen. Wo immer Sie sind, es ist fast immer Zeit für Wahrnehmungsschulung.

… mehr Spiraldynamik®

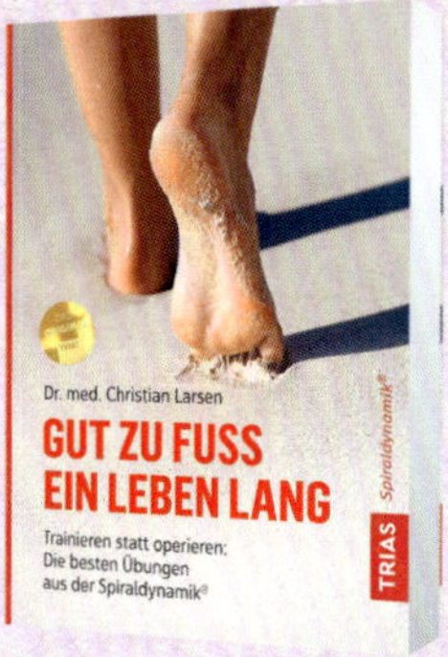

Larsen
Gut zu Fuß ein Leben lang
ISBN 978-3-432-10910-7

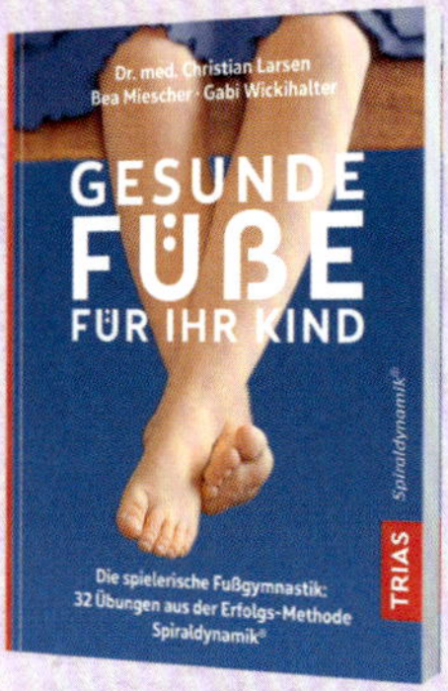

Larsen/Miescher/Wickihalter
Gesunde Füße für Ihr Kind
ISBN 978-3-432-11250-3

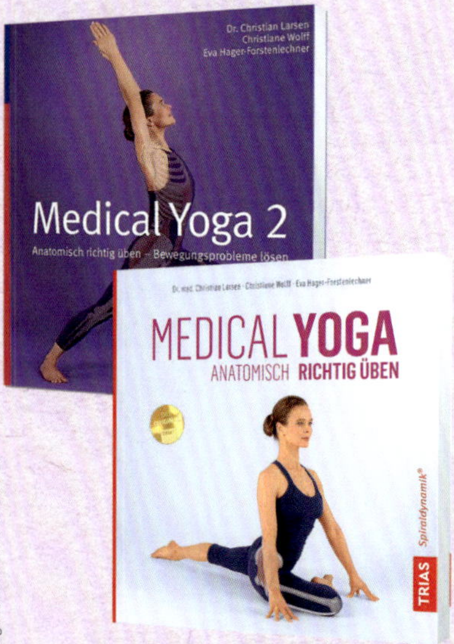

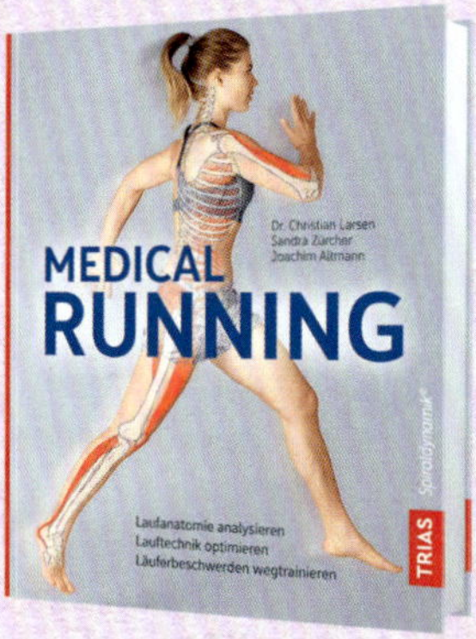

Larsen/Zürcher/Altmann
Medical Running
ISBN 978-3-432-10584-0

Larsen/Wolff/Hager-Forstenlechner
Medical Yoga
Band 1 ISBN 978-3-432-10767-7
Band 2 ISBN 978-3-432-10090-6

Alle Bücher auch als E-Book

Bequem bestellen über
www.trias-verlag.de/shop
versandkostenfrei innerhalb Deutschlands

TRIAS

Stand 3/2024: Preisänderungen und Irrtum vorbehalten.

Impressum

Bibliografische Information der Deutschen Nationalbibliothek
Die Deutsche Nationalbibliothek verzeichnet diese Publikation in der Deutschen Nationalbibliografie; detaillierte bibliografische Daten sind im Internet über http://dnd.ddb.de abrufbar

Umschlaggestaltung und Layout: CYCLUS · Visuelle Kommunikation, Stuttgart

Programmplanung und Redaktion: Sibylle Duelli
Lektorat: Annerose Sieck

Bildnachweis: Umschlagmotiv (und Bild S. 3 und 6): ©Syda Productions/stock.adobe.com
Fotos im Innenteil: Claudia Larsen

Die abgebildeten Personen haben in keiner Weise etwas mit dem Thema zu tun.

2. Auflage 2021

TRIAS Verlag in Georg Thieme Verlag KG, Rüdigerstraße 14, 70469 Stuttgart, Germany
www.trias-verlag.de

Satz: CYCLUS · Media Produktion, Stuttgart
Druck: Westermann Druck Zwickau GmbH, Zwickau

ISBN 978-3-432-11426-2 3 4 5 6
Auch erhältlich als E-Book:
eISBN (ePub): 978-3-432-11427-9

Gedruckt auf chlorfrei gebleichtem Papier
Printed in Germany

Wichtiger Hinweis
Autoren, Produzenten und Verlag wünschen Ihnen bei der praktischen Umsetzung der Lerninhalte viel Erfolg. Die Verwendung, insbesondere die Anwendung der Übungen, geschieht auf eigene Verantwortung und ist nur für private Zwecke erlaubt. Spiraldynamik®, Autoren und Verlag haften nicht für Schäden, die in Zusammenhang mit der Anwendung der Übungen entstehen. Jede Verwertung außerhalb der urheberrechtlichen Grenzen ist ohne Zustimmung des Verlags unzulässig und strafbar. Dies gilt insbesondere für illegale Vervielfältigung, Übersetzung und Einspeicherung in elektronische Systeme. Wir bitten Sie, die gesetzlichen Urheberrechte zu respektieren. Illegales Kopieren, auch Einzelkopien für Freunde, sind unfair.

Liebe Leserin, lieber Leser,

hat ihnen dieses Buch weitergeholfen? Für Anregungen, Kritik, aber auch für Lob sind wir offen. So können wir in Zukunft noch besser auf ihre Wünsche eingehen.
Schreiben Sie uns, denn Ihre Meinung zählt!

Ihr TRIAS Verlag

support.thieme.com/de-DE • thieme.com/produktsicherheit

/trias.tut.mir.gut

/trias_verlag

natuerlich.thieme.de/natuerlich-gesund

www.trias-verlag.de/newsletter